LEÇONS

SUR LES

MALADIES DU SYSTÈME NERVEUX

FAITES A LA SALPÊTRIÈRE

PAR

J.-M. CHARCOT

Professeur à la Faculté de médecine de Paris, Médecin de la Salpêtrière,
Membre de l'Académie de médecine, de la Société clinique de Londres,
de la Société clinique de Buda-Pesth,
de la Société des Sciences naturelles de Bruxelles,
Président de la Société anatomique,
Ancien vice-président de la Société de Biologie, etc.

RECUEILLIES ET PUBLIÉES

PAR

BOURNEVILLE

Rédacteur en chef du *Progrès médical.*

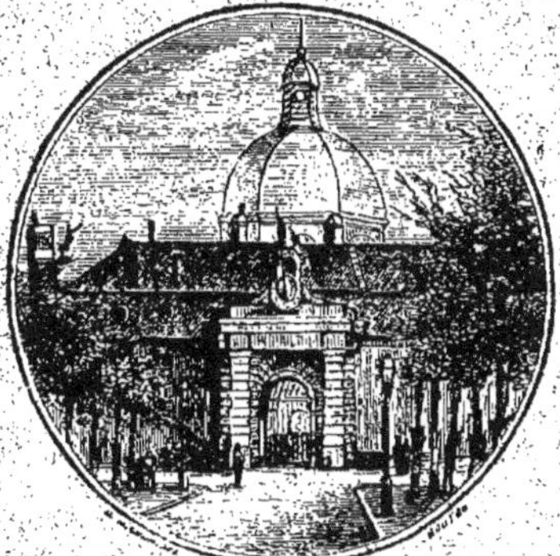

2ᵉ ÉDITION

3ᵉ FASCICULE
Amyotrophies
PARALYSIE INFANTILE, ATROPHIE MUSCULAIRE PROGRESSIVE,
SCLÉROSE LATÉRALE AMYOTROPHIQUE, ETC.

PARIS

Aux bureaux du PROGRÈS MÉDICAL ; Vᵒ ADRIEN DELAHAYE, Libraires-Éditeurs
6, rue des Écoles, 6. — Place de l'École-de-Médecine.

1877

TROISIÈME PARTIE

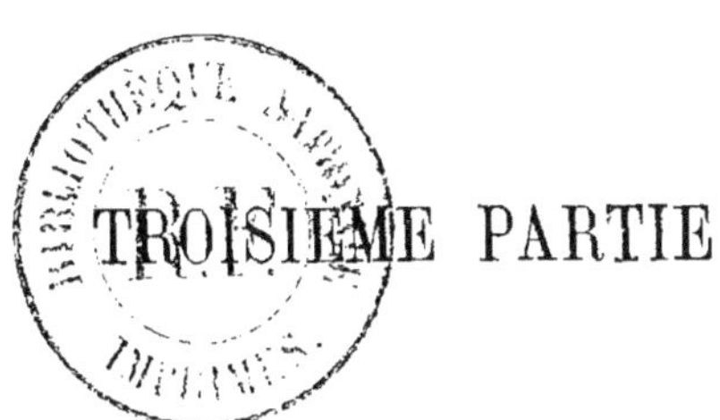

Des amyotrophies spinales.

Paralysie spinale infantile ; — Paralysie spinale de l'adulte ; — Atrophie musculaire progressive spinale ; — Sclérose latérale amyotrophique, etc.

NEUVIÈME LEÇON.

Paralysie infantile (1).

1.

Messieurs,

Je veux appeler votre attention sur un groupe noso-graphique, que je vous proposerai de désigner sous le nom de *myopathies spinales* ou *de cause spinale*.

Une lésion trophique des muscles, plus ou moins étendue et plus ou moins profonde, est un trait commun à toutes les individualités du groupe et c'est là, de plus, leur caractère clinique le plus saillant.

D'un autre côté, les affections musculaires dont il s'agit,

(1) Cette leçon, faite à la Salpêtrière en juillet 1870, a été publiée dans la *Revue photographique des hôpitaux*, janvier et février 1872.

paraissent devoir être rattachées toujours à une altération qui occupe, d'une manière prédominante, sinon exclusive, certains éléments bien déterminés de la substance grise, à savoir : l'*appareil des cellules nerveuses dites motrices*, lesquelles, comme vous le savez, ont pour siége les cornes antérieures de la substance grise de la moelle épinière.

Avant d'entrer dans l'étude particulière des diverses affections qui constituent ce groupe, permettez-moi de vous présenter quelques détails préliminaires propres à mettre en relief les caractères généraux que je veux indiquer d'une façon tout à fait sommaire.

Bien qu'elle occupe, dans la moelle épinière, un espace relativement restreint, la substance grise centrale est cependant, au point de vue physiologique, la partie la plus importante du centre spinal. Qu'il me suffise de vous rappeler que ce cordon central de substance grise est un lieu de passage obligé pour la transmission des impressions sensitives, que les impulsions motrices volontaires et réflexes doivent nécessairement, elles aussi, passer par la substance grise, — de telle sorte que, si cette voie était coupée, l'accomplissement de toutes ces fonctions serait du même coup rendu impossible. Mais il semble aujourd'hui démontré que toutes les parties de la substance grise ne sont pas indistinctement affectées à l'exécution de ces diverses fonctions. Dans cet espace si limité, je le répète, si circonscrit, qu'occupe la substance grise au centre de la moelle épinière, il y a lieu d'établir plusieurs régions, plusieurs départements bien distincts. C'est ainsi, par exemple, que M. Brown-Séquard, suivi en cela par M. Schiff, sépare *physiologiquement*, d'une façon très-nette, ce qu'il appelle la substance grise centrale et les cornes de substance grise. La première aurait seule (avec les cornes postérieures, du moins pour une part) un rôle sérieux dans la transmission des impressions sensitives. Quant aux cornes antérieures, elles seraient destinées surtout à la transmission des excitations motrices et auraient peu de rapport avec la sensibilité.

Messieurs, ces résultats. fondés sur l'expérimentation

physiologique, trouvent leur confirmation dans la pathologie. La maladie, en effet, mieux encore que ne peut le faire
le physiologiste le plus habile, produit parfois des altérations qui affectent isolément les diverses régions de la substance grise.

C'est là justement le cas des affections que nous allons
décrire. Elles sont déterminées par une lésion qui peut
siéger exclusivement, ou à peu près, sur les cornes antérieures et, en conséquence, tandis que la transmission des
impressions sensitives n'est en rien modifiée, si ce n'est
très-accessoirement et comme par hasard, les fonctions
motrices, au contraire, sont lésées profondément.

Cette absence d'une modification de la sensibilité est un
trait qui différencie les maladies du groupe des diverses
formes de myélites que nous étudierons bientôt et qui,
comme les premières, peuvent affecter la substance grise
centrale.

Dans ces myélites centrales, la lésion inflammatoire
porte indistinctement sur tous les points, sur toutes les
régions de la substance grise, d'où il résulte que la sensibilité et le mouvement sont, de toute nécessité, altérées simultanément. Les fonctions motrices et la nutrition des
muscles, sont seules affectées au contraire dans les cas de
myopathies spinales proprement dites, du moins dans les
types purs, exempts de toute complication. Et, puisque
nous en sommes à comparer la myélite aux myopathies
spinales, faisons ressortir encore les traits suivants qui
appartiennent à la première et non aux secondes.

L'affection musculaire est, dans celles-ci, bornée aux
muscles de la vie animale, en particulier aux muscles des
membres ; le tronc, la tête, ne sont pas épargnés, tant s'en
faut ; mais les fonctions de la vessie et du rectum sont, en
général, respectées.

Il est rare, aussi, contrairement à ce qui a lieu dans la
myélite ordinaire de voir des *eschares* ou d'autres troubles de nutrition de la peau se produire dans les *myopathies spinales*, même dans les cas les plus graves.

Enfin, l'*exaltation des propriétés réflexes*, les *diffé-*

rentes formes de l'épilepsie spinale qui se voient dans certaines myélites, la *contracture permanente* qui s'y surajoute — et qui constitue aussi un des symptômes des maladies scléreuses des cordons blancs antéro-latéraux parvenues à un certain degré de développement, — font défaut dans les myopathies spinales.

En somme, Messieurs, les lésions du système musculaire de la vie animale, se traduisant par une impuissance motrice et une atrophie plus ou moins accusées, sont, ainsi que je vous l'avais fait pressentir, le caractère clinique prédominant des maladies qui composent le groupe nosographique que nous nous proposons d'étudier avec vous. Mais, à ce propos, il convient d'établir une distinction importante.

Tantôt l'impuissance motrice survenue dans un certain nombre de muscles ou groupes de muscles est le premier symptôme que l'observation fasse reconnaître. Le muscle est d'abord paralysé, les fonctions motrices sont anéanties d'une façon plus ou moins complète ; la structure du muscle semble ne s'altérer que secondairement.

D'autres fois, au contraire, les muscles affectés sont dès l'origine le siége de troubles trophiques très-accentués et l'impuissance motrice, en pareille circonstance, semble être en quelque sorte proportionnelle au degré de l'atrophie subie par le muscle.

Ce sont là deux cas extrêmes, reliés par de nombreux intermédiaires, car souvent, le plus souvent peut-être, les muscles malades sont à la fois paralysés et atrophiés et, en outre, lésés plus ou moins profondément dans leur texture.

Les affections que nous allons réunir sous une même rubrique avaient été jusqu'ici tout à fait séparées, en nosographie, comme s'il s'agissait là d'affections radicalement distinctes. Qu'il me suffise de citer à titre d'exemple, la *paralysie infantile spinale*, la *paralysie générale spinale*, récemment décrite par M. Duchenne (de Boulogne) et qui n'a pas encore reçu droit de domicile dans les cadres classiques, la *paralysie glosso-labio-laryngée*, certaines formes de l'*atrophie musculaire progressive*, etc. J'espère vous démontrer que le rapprochement que nous allons tenter mettra en lumière des caractères communs qui, jusqu'à ce jour, étaient restés méconnus (1).

II.

Mais il est temps, Messieurs, de laisser ces considérations préliminaires, trop générales pour n'être pas un peu vagues, et d'entrer dans l'analyse des faits. Nous choisirons comme étalon la maladie singulière qu'on désigne vulgairement sous le nom de *paralysie infantile*. C'est là, en effet, l'un des types les plus remarquables du groupe : les caractères spécifiques s'y montrent accusés de la manière la plus frappante ; partant, dans l'espèce, la *paralysie infantile* peut être présentée comme une *maladie d'étude* ;

---

(1) On peut ramener toutes les atrophies musculaires développées sous l'influence d'une lésion spinale (*amyotrophies spinales*) à deux groupes fondamentaux. Dans un groupe, l'affection évolue anatomiquement et cliniquement suivant le mode aigu ou même suraigu. Dans l'autre, elle prend, dans sa marche, les allures d'une maladie primitivement chronique. Il y a là matière à une division tranchée.

Le groupe des amyotrophies spinales à développement rapide, tant circonscrit qu'il soit, offre déjà un champ d'études assez vaste, car les lésions aiguës de la moelle épinière qui peuvent entraîner le développement rapide d'une atrophie musculaire, sont nombreuses. Nous citerons à titre d'exemple la *myélite aiguë centrale*, c'est-à-dire localisée principalement dans la substance grise, l'*hématomyélie*, diverses formes de *myélite traumatique*, soit qu'il s'agisse d'une compression brusque déterminée par le déplacement d'une vertèbre fracturée, soit qu'il s'agisse d'une plaie produite par un instrument pénétrant dans le canal rachidien ; enfin la *paralysie infantile*.

Parmi ces lésions spinales d'origine et de nature si diverses, il en est une dont le caractère anatomique fondamental est de s'attacher, pour ainsi dire, systématiquement aux régions de la substance grise occupées par les grandes cellules motrices, dont elle détermine l'atrophie et même la destruction complète. — Cette affection, qui n'est autre que la paralysie infantile, constitue en conséquence, dans le groupe des amyotrophies spinales aiguës, un type remarquable et qu'il convient de considérer tout d'abord, parce que la lésion médullaire et les conséquences qui s'y rattachent se produisent là dans des conditions relativement beaucoup plus simples et par conséquent plus favorables à l'analyse que partout ailleurs. (*Cours d'anatomie pathologique de la Faculté*, avril 1874.)

car si nous réussissons à bien faire ressortir devant vous les traits les plus saillants de son histoire, la tâche qu'il nous restera à accomplir sera, vous le reconnaîtrez, je pense, rendue facile.

Vous n'ignorez pas qu'il s'agit là d'une maladie propre jusqu'à un certain point à l'enfance. En effet, c'est entre un an et trois ans qu'elle se développe le plus souvent (1). Après cinq ans, les cas sont rares (2), après dix ans ils sont tout à fait exceptionnels (3). Mais il importe de reconnaître, Messieurs, qu'on peut voir se développer chez l'adulte, et même dans l'âge mûr, une affection qui ne diffère en rien d'essentiel de la paralysie infantile, de telle sorte que, à côté de la *paralysie spinale de l'enfance*, il y a lieu de faire une place pour la *paralysie spinale de l'adulte*. C'est là un point que M. Duchenne (de Boulogne) a bien mis en lumière, que d'autres observateurs ont reconnu avec lui (4), et que je relèverai à mon tour.

Je vais rapporter en quelques mots les symptômes qui caractérisent cette affection et, pour plus de clarté, nous reconnaîtrons dans notre description l'existence de deux périodes.

Première période. 1º Le *mode d'invasion* de la paralysie infantile est, vous le savez, des plus remarquables. La maladie a un début brusque, soudain, annoncé le plus souvent par une fièvre intense, avec ou sans accompagnement de convulsions, ou d'autres symptômes cérébraux et quelquefois de contractures passagères.

Cette *fièvre initiale*, que nous venons de signaler à votre

---

(1) Laborde. — *De la paralysie dite essentielle de l'enfance*. Paris, 1864, p. 98.

(2) Laborde, *loc. cit.*, p. 63. — Heine. — *Spinale Kinderlähmung*, 2e Aufl. Stuttgart, 1860, p. 60.

(3) Duchenne (de Boulogne) fils. — *De la paralysie atrophique graisseuse de l'enfance*. Paris, 1864, p. 21.

(4) Duchenne (de Boulogne). — *De l'électrisation localisée*, 3e édit., 1872, p. 437. — M. Meyer. — *Die Electricität und ihre Anwendung*, etc. Berlin, 1868, p. 210. — Roberts. — In Reynold, *A system of medicine*, p. 189.

attention, s'observe, je le répète, chez la plupart des enfants ; toutefois, elle peut, paraît-il, faire absolument défaut (1).

Quoi qu'il en soit les symptômes paralytiques s'accusent d'emblée, du jour au lendemain, et dès l'origine, ils ont acquis leur summum d'extension et d'intensité. Ces symptômes paralytiques offrent de grandes variétés de siége. La paralysie est parfois absolue, complète, intéresse les quatre membres ou trois d'entre eux ; — ou bien elle n'affecte qu'un seul membre inférieur, ou encore l'un des membres supérieurs (2); — d'autres fois, très-rarement à la vérité, elle frappe exclusivement les deux membres supérieurs (3); — enfin, il est des cas où la paralysie, atteignant seulement les membres inférieurs, revêt la forme paraplégique.

En résumé, on observe ici une *paralysie complète, absolue*, avec flaccidité des membres, avec abolition ou diminution de l'excitabilité réflexe, mais — et c'est là un point sur lequel j'insiste encore — sans qu'il y ait traces d'obtusion de la sensibilité, de nécrose dermique, ni troubles fonctionnels, soit du rectum, soit de la vessie (4).

Existe-t-il, à l'origine, des douleurs, des fourmillements, indiquant une participation au moins temporaire de la substance grise centrale? Quelques observations faites par MM. Duchenne et Heine, chez des enfants déjà d'un âge assez avancé pour fournir des renseignements à cet égard, tendent à établir qu'il en est ainsi. Ce qui se passe, en pareil cas, chez l'adulte, plaide, nous le dirons ailleurs, dans le même sens. Du reste, c'est là, le plus souvent, un phénomène transitoire, accessoire et certes l'absence d'altérations un peu accusées de la sensibilité, contrastant avec

---

(1) R. Volkmann. — *Ueber Kinderlähmung und paralytische Contracturen*, in *Sammlung Klinischer Vorträge*, n° 1, Leipzig, 1870, p. 3 et 4.

(2) R. Volkmann, *loc. cit.*

(3) Duchenne (de Boulogne), fils, *loc. cit.*, p. 13 et 18 — L. Clarke. — *Med. chir. Transactions*, t. LI, 1868.

(4) Volkmann, *loc. cit.* Cet auteur fait remarquer que les fonctions sexuelles, lors de l'âge adulte, ne sont pas entravées.

une paralysie motrice aussi absolue, aussi complète, est un des caractères les plus frappants de la paralysie infantile (1).

Voici encore un nouveau trait. A une époque très-rapprochée du début des accidents, la *contractilité électrique faradique* est amoindrie sur un grand nombre des muscles paralysés, éteinte sur plusieurs d'entre eux ; c'est là un phénomène important, constaté par M. Duchenne plusieurs fois dès le cinquième jour, mais qui se rencontre plus fréquemment le septième et le huitième jours. Je rappellerai, à ce propos, ce que je vous ai dit naguère, à savoir que, selon quelques auteurs, la *contractilité galvanique* peut encore mettre en jeu les muscles que la faradisation n'affecte plus. Tout muscle qui, au bout de quelques semaines après le début, ne réagit pas, est menacé d'être perdu pour la vie (2).

Tels sont, Messieurs, les caractères les plus saillants de la première période de la paralysie infantile ; je vous demande la permission de les résumer en quelques mots :

1° Invasion brusque de la paralysie motrice qui atteint du premier coup son *summum* d'intensité, à la suite d'un état fébrile plus ou moins intense ou en l'absence de fièvre ;

2° Prompte diminution et même abolition apparente de la contractilité faradique dans un certain nombre de muscles frappés de paralysie ;

3° Absence de troubles marqués de la sensibilité, — de paralysie du rectum ou de la vessie, absence d'eschares ou d'autres troubles trophiques cutanés.

Deuxième période. Messieurs, la régression des symptômes, dont nous venons de vous entretenir, inaugure la seconde période de la paralysie infantile. Elle commence à s'accuser du deuxième au sixième mois à partir du début ;

---

(1) Duchenne (de Boulogne), *loc. cit.* — Volkmann, *loc. cit.*, etc.
(2) Volkmann. — *Klin. Vorträge,* p. 5.

parfois plus tôt, quelquefois plus tard. Elle met plusieurs
mois à s'accomplir, six mois, dans certains cas, au dire de
Volkmann. Huit ou dix mois après le début, époque qui
marque la terminaison de cette période rétrograde, les
muscles qui n'ont pas recouvré leurs fonctions peuvent
être, d'après la plupart des observateurs, considérés comme
lésés à tout jamais, comme perdus sans retour. Du reste,
l'amendement ne se fait pas sentir, en règle générale, sur
tous les points. Dans les cas ordinaires, il est toujours
quelques muscles, ceux parfois de tout un membre ou seulement d'une région d'un membre, dans lesquels les lésions
continuent à progresser, au contraire, pendant un certain
temps encore, puis persistent d'une manière indélébile, et
présentent à l'observateur une série de phénomènes qui
mérite de nous arrêter d'une façon spéciale.

a) L'*atrophie* devient bientôt manifeste sur ceux des
muscles chez lesquels la *contractilité faradique* n'a pas
reparu. On ne se rend pas toujours un compte exact de
l'étendue de cette atrophie, parce qu'elle est souvent masquée, ne l'oublions pas, par l'accumulation du tissu cellulo-
graisseux. Elle constitue, d'ailleurs, l'un des traits saillants
de la paralysie infantile et elle semble s'accuser plus vite,
dans cette maladie, que dans les cas de lésions des nerfs
mixtes où elle est cependant très-rapide. Ainsi, d'après
M. Duchenne (de Boulogne), elle est, dans la paralysie
infantile, déjà très-apparente *au bout d'un mois*, et il est
des cas, rares à la vérité, où elle peut s'accuser même dès
les premiers jours.

b) Arrêt de développement du système osseux. Nous
devons relever, ici, un trait important que M. Duchenne (de
Boulogne) et, après lui, M. Volkmann, ont fait ressortir :
c'est l'arrêt de développement du système osseux. L'atrophie qui affecte les os n'est nullement en rapport nécessaire
avec le degré ou avec l'étendue de la paralysie et de l'atrophie musculaires.

Ainsi, suivant une remarque de Duchenne (de Boulogne),

un membre frappé de paralysie infantile pourra avoir perdu la plupart de ses muscles et cependant n'être plus court que celui du côté opposé resté sain, que de 2 à 3 centimètres seulement ; tandis que, dans un autre cas, la diminution en longueur du membre frappé de paralysie pourra aller jusqu'à 5 ou 6 centimètres, bien que, dans ce cas, la lésion musculaire soit restée localisée dans un ou deux muscles à peine et ait permis le prompt retour des mouvements (1). M. Volkmann, de son côté, a observé des faits de raccourcissement considérable du membre affecté chez des enfants qui, en raison du léger degré d'altération des muscles des pieds et du peu d'étendue des déformations essentielles, boitaient à peine et se tenaient sur leurs jambes une bonne partie du jour. Il dit même avoir vu quatre ou cinq fois une paralysie infantile tout à fait temporaire, et aboutissant au bout de quelques jours à un retour complet des fonctions des muscles, être suivie cependant de lésions trophiques osseuses qui persistaient toute la vie (2).

Il serait difficile de trouver un exemple plus propre à établir l'action directe des lésions du système nerveux central sur la nutrition des parties osseuses, puisqu'il est impossible d'invoquer dans cette circonstance l'influence de l'inertie fonctionnelle prolongée.

c) *Refroidissement du membre*. Un autre phénomène qui mérite d'être signalé, au même titre que les précédents, c'est le refroidissement permanent souvent très-prononcé que présente tôt ou tard le membre paralysé. De même que l'atrophie, ce phénomène parait s'accentuer plus dans la paralysie spinale infantile que dans toutes les autres formes de paralysie des membres (3). C'est peut-être le lieu de

---

(1) *De l'électrisation localisée*, 3ᵉ édition, 1872, p. 400.

(2) R. Volkmann, *loc cit*., p. 6. « Même dans la paralysie infantile très-limitée et très-incomplète, les troubles trophiques dont il s'agit peuvent affecter le membre dans toute son étendue ; on en retrouve souvent des traces au tronc, au bassin, aux épaules et même, dans certains cas, à la tête. » — *Id. loc. cit.*

(3) Heine *loc. cit.*, p. 15.

faire remarquer qu'en outre de l'atrophie des muscles et des os, on trouve à l'autopsie, dans les cas de ce genre, une diminution remarquable du calibre des troncs vasculaires. Il est des circonstances où le refroidissement en question devient appréciable de très bonne heure, quelques semaines parfois après le début, ou même plus tôt encore (1).

d) Un dernier caractère sera fourni par les *déformations* qui se manifestent dans les membres paralysés, en conséquence de la prédominance d'action des muscles restés sains ou ayant, à un moment donné, récupéré leur tonicité. La pathogénie de ces déformations n'offre pas d'obscurités. Nous savons que l'atrophie n'est pas répandue uniformément sur tous les muscles d'un membre ; elle prédomine dans certains muscles et groupes de muscles ; les antagonistes de ces muscles doivent imposer, à la longue, des attitudes vicieuses répondant à la direction de leurs mouvements. C'est d'ailleurs vers le huitième ou dixième mois que les difformités commencent à s'accuser. Ainsi se développe le pied bot de la paralysie infantile qui est le *pied bot paralytique* par excellence, et qui, dans l'immense majorité des cas, revêt la forme du *varus équin*.

La laxité des ligaments est extrême, et l'on peut facilement imprimer aux diverses parties du membre paralysé les attitudes les plus forcées et rappelant celles des membres d'un polichinelle. Jointe aux autres caractères, et en particulier au refroidissement permanent du membre, cette grande laxité des jointures permet de distinguer à coup sûr le pied bot résultant de la paralysie infantile du pied bot congénital, alors même que l'on serait privé de toute espèce de renseignement concernant le mode de développement des accidents (2).

A partir de l'époque où les lésions sont devenues défi-

---

(1) Duchenne (de Boulogne) dit l'avoir constaté déjà du quatrième au cinquième jour. — *Loc. cit.*, dernière édition, page 398.

(2) Heine, *loc. cit.*, pages 14, 15, 20.

nitives dans certains muscles, on peut dire que la maladie est arrêtée. Il ne s'agit plus, dès lors, que d'une infirmité plus ou moins pénible qui, suivant la remarque de Heine, ne paraît pas avoir d'influence directe sur la durée de la vie. A l'appui de cette proposition, je puis vous présenter aujourd'hui une vieille habitante de cet hospice, laquelle offre à une distance de plus de soixante-dix ans, les vestiges très-caractéristiques de la maladie qui l'a frappée à l'âge de cinq ans.

Tels sont les caractères fondamentaux de la paralysie infantile spinale considérée dans son mode régulier ; quelquefois, il se produit dans l'évolution naturelle de la maladie des irrégularités qui, elles aussi, ont droit à notre intérêt.

Ainsi, il est des cas où la fièvre initiale présente une intensité et une durée exceptionnelles ; il en est d'autres où, après la fièvre, la paralysie, au lieu d'atteindre tout à coup son plus haut degré d'intensité, se développe au contraire d'une manière progressive, dans l'espace de quelques jours ou même de quelques semaines.

Il est d'autres cas enfin où, dans la période de régression, il se produit des temps d'arrêt ou même des retours agressifs (1).

Je n'insisterai pas plus longtemps sur ces faits anormaux qui paraissent, d'ailleurs, assez rares. Je n'ai pas cru devoir toutefois les passer sous silence, parce que, à mon avis, ils peuvent servir à établir un trait d'union entre la paralysie infantile spinale et les autres maladies du groupe.

III.

Je vais essayer actuellement de vous faire connaître les lésions que les recherches récentes ont fait constater dans

---

(1) Voir Heine et Duchenne (de Boulogne) fils, *loc. cit.*, p. 8.

la paralysie infantile et auxquelles se rattache l'ensemble si remarquable de phénomènes qui vient de vous être présenté. Nous traiterons en premier lieu des lésions des muscles, et en deuxième lieu des lésions du système nerveux.

1º *Lésions des muscles.* — Je serai bref sur ce qui est relatif à l'altération des muscles, car c'est là un sujet qui réclame encore de nouvelles études.

A. Première période. C'est surtout relativement aux premières phases de la maladie que les données positives concernant l'altération histologique des muscles font défaut. D'après ce qu'on sait, la majeure partie des faisceaux primitifs subirait, dans cette première période, l'atrophie simple sans dégénération graisseuse. L'examen microscopique fait reconnaître, en effet, un grand nombre de faisceaux d'un très-petit diamètre qui ont conservé cependant leur striation normale, et qui ne présentent pas traces de granulations graisseuses. D'autres faisceaux, encore en grand nombre, entremêlés aux précédents, renferment en outre, de distance en distance, des amas de noyaux du sarcolemme. On rencontre enfin, çà et là, un troisième ordre de faisceaux, le plus souvent en très-petit nombre, lesquels ont perdu leur striation et présentent à divers degrés les caractères de la dégénération granulo-graisseuse. Mais, c'est là, je le répète, un fait plutôt exceptionnel. En somme, il paraît constant que les *lésions irritatives* prédominent sur les *lésions* dites *passives*. Nous verrons bientôt que, contrairement à l'opinion généralement répandue, le même caractère se retrouve dans l'atrophie musculaire progressive de cause spinale.

Les lésions dont il s'agit paraissent s'accuser de bonne heure ; M. Damaschino, d'après ce qui nous a été dit par M. Duchenne (de Boulogne), les aurait constatées trois semaines après le début de la maladie sur un fragment de muscle obtenu à l'aide de l'emporte-pièce ; à l'aide du même procédé, MM. Volkmann et Steudener ont pu également étudier les muscles paralysés, à une époque assez voisine du début et ils y ont reconnu les mêmes altérations (1). Ces derniers auteurs signalent, en outre, une hyperplasie du tissu conjonctif qui ne se trouve pas mentionnée par les autres observateurs et que nous avons reconnue, pour notre compte, d'une façon très-nette, dans des cas de date ancienne.

B. Seconde période. Si l'on étudie les muscles altérés à une époque éloignée du début de la paralysie, ainsi que nous avons eu maintes fois l'occasion de le faire, à la Salpétrière, on reconnaît que tous les caractères de *la substitution et de la surcharge graisseuses*, se surajoutent habituellement aux lésions qui ont été décrites plus haut. Des amas de granulations et de gouttelettes graisseuses s'accumulent dans les gaines du sarcolemme et s'y substituent au faisceau primitif qui disparaît en totalité ou dont on ne retrouve que des fragments ; d'un autre côté, des cellules adipeuses s'amassent en dehors du sarcolemme dans les intervalles qui séparent les faisceaux primitifs (2). Ce tissu adipeux interposé est parfois assez abondant pour distendre les aponévroses d'enveloppe, de telle sorte que, ainsi que l'avait parfaitement reconnu M. Laborde (3), le volume et la forme des masses musculaires peuvent être jusqu'à un certain point conservés, bien que la plupart des faisceaux primitifs aient disparu. Il est même des cas — et j'en ai observé un de ce genre (4) — où la surcharge graisseuse est tellement prononcée que le volume du muscle est notablement accru, de manière à reproduire exactement ce qu'on observe dans la période ultime de l'affection décrite par Duchenne (de Boulogne), sous le nom de paralysie *pseudo-hypertrophique* ou *myo-sclérosique*. C'est là un

---

(1) Volkmann, *loc. cit.*, p. 5.
(2) Voir à ce sujet, dans le deuxième volume des *Archives de physiologie*, les observations de MM. Vulpian, Charcot et Joffroy, Parrot et Joffroy.
(3) Laborde, *loc. cit.*, p. 47.
(4) *Arch. de physiologie*, t. II, p. 142.

point sur lequel il importe que vous soyez bien fixés. Bientôt j'aurai l'occasion de vous faire reconnaître que, malgré cette analogie d'ordre secondaire, la paralysie infantile diffère cependant essentiellement de la paralysie pseudo-hypertrophique (*atrophia musculorum lipomatosa* de quelques auteurs allemands) par un ensemble imposant de caractères cliniques et nécroscopiques. Qu'il me suffise pour le moment de vous faire remarquer que la lésion spinale qui, dans la paralysie infantile, ne fait jamais défaut, manque au contraire absolument — si j'en juge du moins d'après mes observations, conformes d'ailleurs en cela à celles de Cohnheim — dans la paralysie myo-sclérosique.

La surcharge graisseuse, bien qu'elle soit habituelle dans l'amyotrophie infantile de date ancienne, n'y est cependant pas nécessaire : à côté des muscles distendus par la graisse, il en est souvent d'autres qui sont réduits à un très-petit volume et dans lesquels le tissu adipeux fait à peu près complétement défaut (1). On ne trouve dans ces derniers muscles que des faisceaux primitifs d'un très-petit diamètre, mais ayant conservé leur striation ; çà et là quelques gaînes du sarcolemme renferment des amas de noyaux. Ces faisceaux primitifs, atrophiés, sont séparés les uns des autres par un tissu conjonctif fibrillaire, évidemment de formation nouvelle. Les muscles qui ont subi ce mode d'altération ont, à l'œil nu, l'apparence du tissu fibreux ou encore celle du dartos. Il serait intéressant de savoir si l'hyperplasie conjonctive interstitielle qu'on observe en pareil cas est un fait constant et si elle remonte, ainsi que les observations de MM. Volkmann et Steudener portent à le penser, aux premières phases de la maladie. Mais, c'est là un point qui réclame de nouvelles recherches.

2° Lésions du système nerveux. — Lésions spinales. Les

---

(1) Voir l'observation de Wilson, in *Arch. de physiologie, loc. cit.*

lésions spinales dont je vais vous entretenir, constituent incontestablement, à l'heure qu'il est, le point le plus intéressant à la fois, et le plus neuf de l'histoire anatomique de la paralysie infantile. Aussi crois-je utile d'entrer à ce propos dans quelques développements.

Beaucoup dau'teurs, vous ne l'ignorez pas, ont considéré l'affection dont il s'agit, comme siégeant dans les *partics périphériques*, muscles ou nerfs, d'autres ont voulu y voir une *maladie essentielle* — ce qui, dans l'espèce surtout, ne veut pas dire grand'chose. — Il est juste toutefois de reconnaître que la majorité des médecins, qui se sont occupés particulièrement de la question, ont, d'un commun accord, désigné la moelle épinière comme étant l'organe où les lésions primordiales et fondamentales de la paralysie infantile devaient être cherchées. C'était, de leur part, une présomption exacte, mais qui, jusque dans ces dernières années, ne s'est appuyée sur aucune donnée vraiment positive. On avait invoqué les *congestions*, les *exsudats*, sans en démontrer rigoureusement l'existence, car faute de moyens suffisants d'investigation, les résultats des examens nécroscopiques étaient à peu près toujours restés négatifs ou équivoques. C'est dans ces conditions que furent faites à la Salpétrière les premières études régulières, relativement à la nécroscopie du centre spinal, dans la paralysie infantile.

Dès 1864, nous avions reconnu, M. V. Cornil, alors mon interne et moi, à propos d'un fait recueilli dans mon service, une partie des altérations spinales qui président au développement de la paralysie infantile. Mais c'était, il faut le dire, la partie la moins importante. Ainsi, nous avions constaté l'existence d'une atrophie des cornes antérieures de la substance grise et des cordons blancs antéro-latéraux, dans la région de la moelle d'où émanaient les nerfs se rendant aux muscles atrophiés; mais nous n'avions pas remarqué la diminution de nombre et de volume qu'avaient subi les grandes cellules motrices, altération qu'on peut cependant très-nettement reconnaître sur une préparation faite à l'époque par M. Cornil et qui se trouve actuellement entre les mains de mon ami M. Duchenne (de Boulogne) (1).

La lésion des cellules nerveuses ˓motrices dans la paralysie infantile a été, pour la première fois, signalée par MM. Vulpian et Prévost, en 1866, chez une femme de la Salpétrière. Dans ce cas, qui a été communiqué à la Société de biologie par M. Prévost, la plupart des cellules avaient disparu dans la corne antérieure du segment de la moelle correspondant aux muscles atrophiés et, sur les points qu'elles avaient occupé, la névroglie présentait la transformation scléreuse (2).

Un fait, rapporté en 1869 par MM. L. Clarke et Z. Johnson sous le nom d'*atrophie musculaire*, doit être, croyons-nous, rapproché du précédent ; la critique permet de reconnaître, en effet, qu'il s'est agi là, bien que les auteurs ne le disent point, d'un cas de paralysie infantile spinale. L'époque de la vie où la maladie a éclaté, la brusquerie de l'invasion des accidents, le mode de localisation de l'atrophie des muscles ne laissent guère subsister de doute à cet égard ; or, dans ce cas encore, l'examen microscopique a fait reconnaître l'atrophie des cornes antérieures, la disparition ou l'atrophie granuleuse d'un certain nombre de cellules nerveuses motrices et, en outre, l'existence de plusieurs *foyers de désintégration* sur divers points de la substance grise (3).

Mais, si je ne me trompe, l'étude qui a le plus contribué à déterminer le caractère des lésions spinales de la paralysie infantile, est celle que nous avons faite l'an passé, M. Joffroy, mon interne, et moi, d'un cas très-remarquable, relatif à une femme de mon service nommée Wilson, qui succomba à la phthisie pulmonaire à l'âge de 45 ans. La paralysie, chez cette femme, s'était développée tout à coup, à l'âge de sept ans ; elle avait frappé les quatre membres dont la plupart des muscles s'étaient rapidement atrophiés, Les membres d'ailleurs avaient subi un remarquable arrêt

---

(1) *Comptes rendus de la Société de Biologie*, 1864, p. 187.
(2) *Idem*, 1866, p. 215.
(3) *Medic. chir. Transact.*, t. LI. London, 1868.

de développement et offraient des déformations caractéristiques (1).

Ici, les lésions étaient extrêmement accentuées et elles
régnaient à peu près dans toute la hauteur de la moelle
épinière ; elles occupaient, partout principalement, et sur
certains points exclusivement, les cornes antérieures de la
substance grise (*Fig. 8*). Dans toutes les régions de la

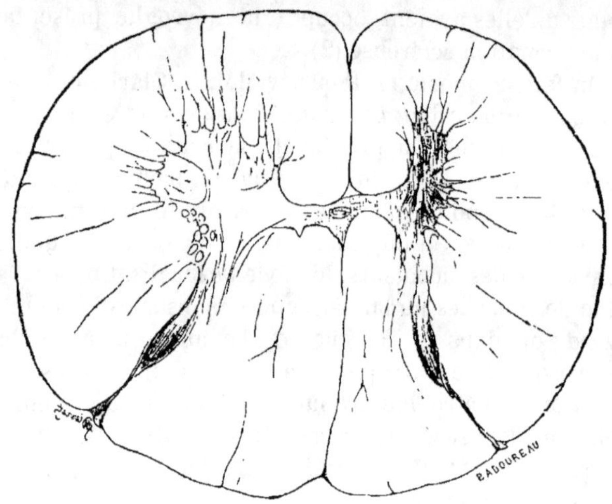

Fig. 8. — *Coupe de la moelle à la région cervicale dans un cas de paralysie infantile spinale du membre supérieur droit.* — Pièce recueillie à la
Salpêtrière chez une femme morte de paralysie générale à l'âge de cinquante
ans. — Atrophie fibroïde de la corne antérieure du côté droit, émaciation
consécutive de tous les faisceaux blancs dans la moitié correspondante de la
moelle.

moelle, les grandes cellules motrices étaient altérées profondément, bien qu'à des degrés divers, et sur les points
les plus sérieusement affectés, des groupes entiers des cellules avaient disparu sans laisser de traces. Presque toujours la névroglie avait subi la transformation scléreuse au
voisinage immédiat et jusqu'à une certaine distance des

(1) *Société de biologie* et *Archives de physiologie*, t. III, p. 135, 1870.

cellules lésées mais il était des points — et c'est là un fait qu'il convient de faire ressortir — où cette lésion des cellules était la seule altération que l'examen histologique permît de constater, la trame conjonctive ayant, dans ces points-là, conservé la transparence et, à peu de chose près, tous les caractères de la structure normale.

Enfin, nous signalerons dans notre observation, une atrophie avec sclérose partielle des cordons antéro-latéraux et une atrophie très-prononcée des racines antérieures, remarquable surtout au niveau des régions de la moelle le plus profondément atteintes, altérations déjà signalées dans les publications antérieures à la nôtre.

Dans le travail auquel notre observation sert de fondement, nous nous sommes cru autorisé à admettre que *la lésion des cellules nerveuses motrices*, qui se trouve déjà mentionnée dans les cas de MM. Vulpian et Prévost et dans celui de L. Clarke, *est un fait constant dans la paralysie infantile spinale et d'où dérivent les principaux symptômes de la maladie*, en particulier la paralysie ainsi que l'atrophie des muscles ; nous avons en outre émis l'opinion que, suivant toute vraisemblance, c'est là le fait anatomique initial, les lésions de la névroglie et l'atrophie des racines nerveuses devant être considérées comme des phénomènes consécutifs.

Je ne puis aujourd'hui développer devant vous tous les arguments qu'on pourrait invoquer en faveur de ces assertions ; cela m'entraînerait trop loin. Je réserve d'ailleurs cette tâche pour l'époque où j'aurai pu faire connaître les autres espèces morbides qui appartiennent au groupe des myopathies de cause spinale. Je compte alors entrer dans une discussion en règle à propos du rôle que je prête aux cellules nerveuses motrices dans la production des lésions trophiques des muscles. Pour le moment, je me bornerai aux considérations suivantes qui concernent plus particulièrement la paralysie infantile.

Relativement à notre première conclusion, il suffira de faire remarquer qu'elle trouve sa confirmation dans tous les faits, actuellement en assez grand nombre, qui ont été recueillis depuis la publication de notre travail. Ainsi la lésion des cellules motrices se trouve expressément signalée dans une observation de MM. Parrot et Joffroy, où il s'agit d'un enfant chez lequel la maladie remontait à peine à une année (1) ; dans un fait recueilli par M. Vulpian à la Salpétrière (2), dans deux autres cas, enfin, observés à l'hôpital des enfants, par M. Damaschino et dont je ne connais encore les détails que par la communication qui m'en a été faite par M. Duchenne (de Boulogne) (3). Enfin, cette même lésion existait de la manière la plus nette dans trois nouveaux faits recueillis tout récemment dans mon service et dont l'anatomie a été poursuivie avec le plus grand soin par mes élèves, MM. Michaud et Pierret. Ces faits nouveaux, joints aux faits anciens, constituent incontestablement un ensemble assez imposant, si l'on considère surtout que, jusqu'à ce jour, il n'a été relaté aucun cas contradictoire de quelque valeur. Les cas qui nous ont été opposés datent tous d'une époque où les procédés d'investigation appliqués à l'étude anatomique de la moelle n'avaient pas atteint le degré de perfection qu'ils possèdent aujourd'hui, et d'ailleurs aucun de ces faits ne porte ce caractère de précision qu'on est en droit d'exiger actuellement dans les observations de ce genre.

Pour ce qui concerne la seconde proposition, je ferai ressortir ce qui suit : Si, sur certains points, les lésions de la névroglie envahissent la plus grande partie de la substance grise et s'étendent même parfois aux parties adjacentes des cordons antéro-latéraux, il n'en est pas moins vrai que, sur d'autres, elles restent exactement limitées aux cornes antérieures, qu'elles n'occupent même pas toujours dans toute leur étendue; on les voit, en effet, quelquefois se localiser exactement et comme systématiquement dans l'espace ova-

----

(1) *Archives de physiologie*, t. III. 1870.
(2) *Idem*, t. III. 1870.
(3) Les observations, au nombre de trois, recueillies dans le service de M. Roger, par M. Damaschino, ont été récemment communiquées à la *Société de Biologie* et publiées *in extenso* dans la *Gazette médicale*, nᵒˢ 41. 43, 45, 48, 51. (Octobre, novembre et décembre 1871.)

laire très-circonscrit qui correspond à un groupe ou agrégat de cellules motrices (*Fig. 9*). Comment concevoir que

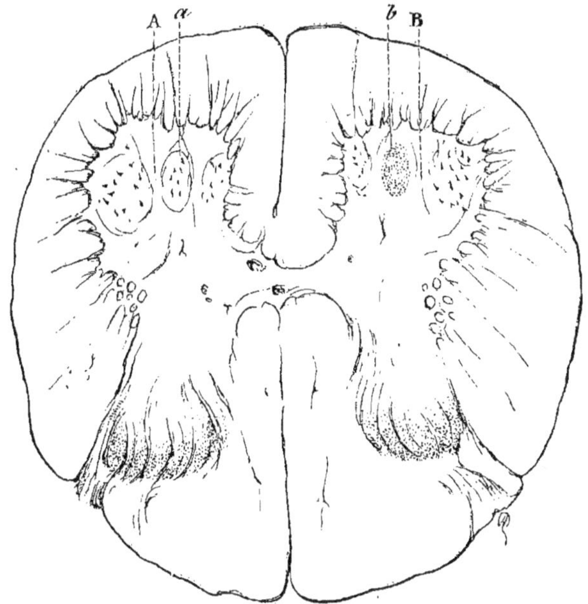

Fig. 9.—Coupe de la moelle faite à la région lombaire. — A, corne antérieure gauche, saine. — *a*, noyau ganglionnaire sain. — B, corne antérieure
droite. — *b*, noyau ganglionnaire médian dont les cellules sont détruites et
qui est représenté par un petit foyer de sclérose.

cela puisse être, si l'altération avait son point de départ
dans le tissu conjonctif intermédiaire aux éléments nerveux?
N'est-il pas plus vraisemblable qu'elle prend origine dans
des organes spéciaux, doués de fonctions propres, comme
sont les grandes cellules nerveuses, dites motrices? C'est
ainsi que, suivant la théorie émise par M. Vulpian, théorie
à laquelle j'adhère complétement, les scléroses systématiquement limitées aux cordons postérieurs doivent être rattachées à une irritation occupant primitivement les tubes
nerveux qui entrent dans la composition de ces faisceaux.

Il est des circonstances, d'ailleurs, — et l'observation de Wilson peut être rappelée à ce propos — où sur certains points l'altération d'un certain nombre, voire même d'un groupe entier de cellules nerveuses, est la seule lésion que l'examen histologique permette de constater ; la trame conjonctive ayant dans ces points-là conservé la transparence et, à peu de chose près, tous les caractères de la structure normale. Dans d'autres régions, les lésions de la névroglie pourront se montrer beaucoup plus accusées vers les parties centrales d'un agrégat de cellules nerveuses, que dans les parties périphériques ; beaucoup plus accentuées également au voisinage immédiat des cellules que dans les intervalles qui les séparent ; de telle sorte que ces dernières paraissent comme autant de centres ou foyers, d'où le processus morbide aurait rayonné, à une certaine distance, dans toutes les directions.

On ne saurait admettre, d'un autre côté, que l'irritation se soit originellement développée sur les parties périphériques, et qu'elle ait remonté ensuite jusqu'aux parties centrales par la voie des racines antérieures des nerfs rachidiens, car ces derniers, en général, — c'est là un point que MM. Parrot et Joffroy ont bien mis en lumière, — ne présentent au niveau des régions altérées de la moelle épinière, dans les cas récents, que des lésions relativement minimes et nullement proportionnées, quant à l'intensité, aux lésions de la substance grise.

Il nous paraît évident, d'après tout ce qui précède, que les cellules nerveuses motrices sont bien réellement le siège primitif du mal. Le plus souvent, sans aucun doute, le travail d'irritation gagne secondairement la névroglie et s'étend de proche en proche aux diverses régions des cornes antérieures, mais cela n'est nullement nécessaire. A plus forte raison, il faut considérer, comme un fait consécutif et purement accessoire, l'extension observée dans certains cas, du processus morbide aux faisceaux antéro-latéraux.

La lésion en question des cellules nerveuses, à en juger d'après le caractère des altérations que présente la trame conjonctive, serait de nature irritative ; mais c'est là un point sur lequel l'examen direct, purement anatomique, ne peut, quant à présent du moins, nous renseigner. De même, en effet, que cela arrive pour les tubes nerveux, les cellules nerveuses *irritées* s'atrophient et, au dernier terme du processus, disparaissent, sans que le mode de l'affection dont elles sont le siége, se révèle par des caractères spéciaux.

Un mot, en terminant, relativement à ces altérations de la trame conjonctive, qui, suivant moi, seraient un fait secondaire, consécutif à l'affection des cellules nerveuses. Dans les cas de date ancienne, elles consistent principalement en une métamorphose fibrillaire ou fibroïde du réticulum, avec disparition plus ou moins complète des tubes nerveux et condensation du tissu ; mais ce sont là seulement les derniers vestiges d'un processus morbide .depuis longtemps éteint, et il est difficile de préjuger ce que peuvent être les altérations dans les premières phases. Il est assez vraisemblable toutefois qu'on trouverait là les caractères histologiques de la myélite aiguë avec multiplication des myélocytes et des noyaux des gaînes vasculaires, telle, en un mot, qu'elle a été décrite par Frommann et par Mannkopf. L'existence des foyers de désintégration, signalés dans l'observation de Clarke et dans quelques-unes de celles que nous avons recueillies récemment à la Salpétrière, montre que, par places, le tissu enflammé peut subir une véritable dissociation; les cas de M. Damaschino établiraient même qu'on peut, sur les points de la moelle le plus profondément atteints, rencontrer tous les caractères de la *myélite destructive* avec formation d'un foyer de ramollissement rouge avec lésions vasculaires, corps granuleux et le reste. Quoi qu'il en soit, vous comprenez aisément, Messieurs, que rien dans tout cela ne vient infirmer la théorie d'après laquelle *l'appareil des cellules nerveuses motrices serait le premier foyer et comme le point de départ du processus inflammatoire.*

Il me reste à mettre les symptômes en présence des lésions et à rechercher comment ceux-là dérivent de celles-ci ; c'est ce que j'essaierai de faire prochainement.

DIXIÈME LEÇON.

Paralysie spinale de l'adulte. — Nouvelles recherches concernant l'anatomie pathologique de la paralysie spinale infantile. — Amyotrophies consécutives aux lésions spinales aiguës diffuses.

Sommaire. — Paralysie spinale de l'adulte : Historique. — Exposé d'un cas emprunté à M. Duchenne (de Boulogne). — Faits personnels. — Analogies étroites qui rapprochent la paralysie spinale aiguë de l'adulte et celle de l'enfant. — Modifications symptomatologiques en rapport avec l'âge. — Pronostic.

Travaux récents concernant l'anatomie et la physiologie pathologiques de la paralysie spinale infantile ; ils confirment sur les points essentiels et complètent à certains égards les résultats précédemment exposés.

Un mot sur les lésions spinales aiguës qui ne sont pas, comme dans la paralysie infantile, systématiquement limitées aux cornes antérieures de la substance grise. — Myélite aiguë centrale généralisée, hématomyélie, myélites traumatiques, myélites aiguës partielles. — Conditions dans lesquelles ces affections déterminent l'atrophie rapide des muscles.

I.

Messieurs,

Il y a longtemps déjà que M. Duchenne (de Boulogne) a reconnu l'existence, chez l'adulte, d'une *paralysie spinale aiguë*, comparable à celle de l'enfant (1). Le Dr Moritz Meyer (de Berlin) (2), et M. le Dr Roberts (3) ont, eux aussi, rapporté dans le temps des faits qui appartiennent

----

(1) Voir, à ce sujet, la thèse de M. Duchenne (de Boulogne) fils.

(2) M. Meyer. — *Die Electricität und ihre Anwendung*. Berlin, 1868. p. 210.

(3) Reynold's *System of Medicine*, T. 1, p. 169.

évidemment à cette catégorie. J'ai, pour mon compte, été frappé plus d'une fois de la ressemblance remarquable qui rapproche cliniquement certaines paraplégies à début brusque, suivies d'atrophie musculaire, développées dans l'adolescence ou chez l'adulte, et la paralysie des jeunes enfants.

Je voudrais établir devant vous la réalité de l'existence de cette paralysie spinale de l'adulte comparable à la paralysie infantile spinale. J'espère y parvenir, en exposant d'abord les traits principaux d'une observation que j'emprunte à la nouvelle édition du *Traité d'électrothérapie* de M. Duchenne (de Boulogne) et en faisant connaître ensuite quelques-uns des faits qui me sont personnels.

Il s'agit, dans le cas de M. Duchenne (de Boulogne), d'une fille âgée de 22 ans qui, un matin, se réveilla avec de la fièvre, de la courbature, et de la difficulté à mouvoir ses membres. Une heure après, elle se plaignit de douleurs dans la région cervicale postérieure, de fourmillements et d'irradiations douloureuses dans les doigts des mains. Cette dernière circonstance, si vous vous reportez à la description de la paralysie infantile, pourra vous paraître constituer, dans l'espèce, une anomalie frappante ; mais nous n'avons pas manqué de vous faire remarquer ailleurs (1), que les enfants, atteints de paralysie spinale, se plaignent quelquefois de semblables douleurs, lorsqu'ils sont assez âgés pour pouvoir traduire leurs impressions.

L'âge, d'ailleurs, en supposant même un processus au fond identique, doit nécessairement créer des différences dont il faut tenir compte. Ainsi, par exemple, dans les cas semblables à celui que nous empruntons à M. Duchenne, le développement du sujet étant parfait à l'époque où la maladie apparaît, vous ne devez pas vous attendre à voir se produire cette atrophie par arrêt de développement, qui, chez les enfants, détermine, pour une bonne part, au moins.

---

(1) Voyez Leçon IX, p. 153.

le raccourcissement des membres affectés et est l'un des traits les plus saillants de la paralysie infantile.

Pour en revenir au cas de M. Duchenne, la douleur s'était à peine montrée que les quatres membres étaient complétement paralysés, absolument inertes. Quatre jours plus tard, la fièvre avait cessé.

La paralysie du mouvement persista pendant deux mois, sans modification appréciable ; elle semble avoir été, je le répète, complète, absolue ; et, malgré cela, la sensibilité de la peau n'était nullement affectée. Jamais non plus on n'observa de troubles durables de la miction, jamais enfin il n'y eut le moindre indice de la formation d'eschares.

Vers le milieu du troisième mois, la rétrogression des symptômes paralytiques commença à s'accuser.

En premier lieu, ce fut dans les membres inférieurs que les mouvements se rétablirent progressivement ; puis, quinze jours plus tard, ils reparurent aux membres supérieurs, mais à la vérité d'une manière incomplète. C'est que, dans un bon nombre des muscles des membres supérieurs, la nutrition avait souffert au point que l'atrophie y était déjà manifeste.

Six mois après le début de la paralysie, un examen attentif faisait reconnaître des désordres dès lors irréparables. Une grande partie des muscles du bras, de l'avant-bras et de la main étaient considérablement atrophiés, surtout à droite, et, en outre, ils ne réagissaient pas sous l'influence de la faradisation ; par opposition aux désordres constatés sur les membres supérieurs, l'amélioration avait continué à progresser dans les membres inférieurs : là, tous les muscles avaient récupéré leurs fonctions, à l'exception du jambier antérieur du côté droit dont l'altération, par suite de la prédominance d'action des antagonistes, avait occasionné la formation d'une sorte de pied bot équin paralytique.

Il n'est guère douteux, Messieurs, que, malgré les traits si particuliers de l'ensemble symptomatique, les cas de ce genre ont été maintes fois méconnus ou mal interprétés. Or, d'après ce que j'ai lu ou vu, la forme de paralysie spinale, dont il s'agit, ne serait pas, tant s'en faut, absolument rare, dans la clinique de l'adulte (1).

Le pronostic cependant, ainsi que toutes les autres circonstances de la maladie, diffèrent ici en général singulièrement de ce qu'ils sont dans les autres formes de paraplégie à début brusque. C'est là un fait avec lequel il importe d'être familiarisé. Aussi n'hésiterons-nous pas à entrer, actuellement, dans de nouveaux détails, à propos de deux cas très-significatifs à mon sens, que j'ai recueillis récemment.

En raison de l'âge des sujets auxquels ils ont trait (19 ans et 15 ans 1/2), ils établissent une sorte de transition entre l'observation qui précède et celles qui appartiennent à la paralysie infantile proprement dite.

Obs. 1. — M. X., est âgé de 19 ans. Les seules particularités antérieures à sa maladie qui méritent d'être signa-

---

(1) Plusieurs exemples de *paralysie spinale de l'adulte* ont été, dans ces derniers temps, rapportés par M. Bernhardt. (*Archiv. für psychiatrie*, IV. Bd. 1873) et Kussmaul (Frey. — *Aus der medicinischen Klinik der Herrn prof. Kussmaul*, in *Berlin. Klin. Wochensch.*, 1874, n°s 1, 2 et 3. — Un des cas de M. Kussmaul est particulièrement intéressant en ce que les oscillations de la température centrale y ont été notées pendant toute la durée de la période fébrile initiale. Ces observations ont été publiées *in extenso* dans le *Progrès médical* (1874, n°s 11 et 12).

J'ai rencontré il y a quelques années, en Angleterre, aux environs de Leeds, avec mon ami le professeur Brown-Séquard, un gentleman, âgé de 38 ans qui, deux ans auparavant, après 4 jours de malaise, avait été pris d'une fièvre intense, laquelle dura pendant près d'une semaine, et fut suivie d'une paralysie motrice complète des quatre membres brusquement développée. Un mois après le début des accidents, le mouvement commença à reparaître dans le bras droit, d'abord, puis progressivement dans les autres membres. Mais le malade présente actuellement une atrophie vraisemblablement indélébile très-prononcée des muscles du bras droit et de la jambe gauche ; à part quelques fourmillements, il n'a jamais existé de troubles de la sensibilité ; la vessie et le rectum ont toujours fonctionné normalement. Il ne s'est pas produit d'eschares.

Un cas inséré par M. le professeur Cuming (de Belfast), dans le journal de Dublin (*Quaterly Journ. of Medic. Science*, may 1869, p. 471) me paraît devoir être, comme les précédents, rattaché à la *Paralysie spinale de l'adulte*. — Consulter sur ce sujet l'intéressant travail d'un élève de la Salpétrière, M. Petitfils, travail ayant pour titre : *Atrophie aiguë des cellules nerveuses*.

lées, sont les suivantes : sa mère a eu trois grossesses et, pendant le cours de deux d'entre elles, elle a été atteinte de vésanie. La santé de X... avait toujours été excellente, il jouissait d'une grande force physique. Il est d'un caractère assez calme.

Pendant les mois de juin, de juillet et jusqu'au 10 du mois d'août 1873, X... fit de grands efforts intellectuels pour se préparer à un examen. Pendant ce temps, il éprouva à plusieurs reprises, des épistaxis abondantes qui ne lui étaient pas habituelles. Il échoua à son examen et il en éprouva une contrariété des plus vives.

C'est dans ces circonstances que le 16 août, on rencontra X... dans le parc environnant le château qu'il habite abattant un arbre avec une énergie maladive. A la question qu'on lui fit, relativement au motif de cet acte, il répondit : « J'ai besoin de casser quelque chose, parce que je me sens agacé. » Le même jour, il se plaignit d'une grande fatigue, de courbature, surtout prononcée dans la région lombaire et souffrit de sueurs abondantes.

Le lendemain, il se sentit plus malade. Il put se lever cependant, mais ne put marcher qu'en s'appuyant sur une canne ou sur le bras d'un valet de chambre.

Le troisième jour se déclara un état fébrile, assez violent dès l'abord, et qui, bientôt, s'accompagna de symptômes tels qu'on put croire à l'invasion d'une fièvre typhoïde, s'annonçant avec des caractères d'une haute gravité. La langue était sèche et recouverte d'un enduit noirâtre, la soif vive ; la peau était chaude, le pouls à 120 ; il y avait du délire la nuit. Enfin, le ventre se ballonna et l'on dut, pour vider la vessie, sonder plusieurs fois le malade pendant une période de 36 heures. Il importe de relever que la rétention d'urine fut, comme on le voit, tout à fait transitoire. Elle ne se renouvela plus par la suite.

Cette période fébrile se termina au bout de cinq ou six jours, et l'état général redevint rapidement tout à fait normal. Ce fut alors seulement qu'on reconnut l'existence d'une paralysie du mouvement à peu près complète, et marquée par une flaccidité absolue des parties, portant

uniformément sur les quatre membres. L'inertie motrice
avait été remarquée déjà pendant la durée de la fièvre, mais
elle avait été considérée jusque-là comme résultant d'une
adynamie profonde. Jamais il n'y avait eu tendance à la
formation d'eschares.

Les choses en restèrent à ce point pendant les quinze
jours qui suivirent. Au bout de ce temps, il se produisit un
certain amendement dans l'état des membres supérieurs et
le malade commença en outre à pouvoir se maintenir, tant
bien que mal, assis sur son séant.

Je fus appelé à voir M. X... pour la première fois, le
1er novembre 1873, c'est-à-dire deux mois et demi après le
début des premiers accidents. Je constatai alors ce qui
suit : des deux côtés, mais surtout à droite, il existe une
atrophie assez prononcée des épaules et de la partie postérieure du bras ; au contraire, les muscles des avant-bras,
de la poitrine, ceux de l'abdomen et du cou surtout contrastent par leur relief qui rappelle l'état normal. Des deux
côtés, mais principalement à gauche, la paume de la main
est aplatie et comme excavée en conséquence de l'atrophie
qu'ont subi les éminences thénar et hypothénar. Il se produit, de temps à autre, spontanément, dans les muscles de
la main, des contractions fibrillaires qui communiquent aux
doigts de légers mouvements. X... ne peut lever les épaules
ni soulever les bras ou étendre l'avant-bras; mais, en s'appuyant sur les coudes, il parvient à se servir des mains
pour porter ses aliments à sa bouche. Les divers modes de
la sensibilité cutanée ne sont en rien modifiés sur les diffé-
rentes parties du tronc et des membres supérieurs.

Quant aux membres inférieurs, ils sont tous deux flasques, inertes, amaigris. On n'y observe aucune trace de
contracture ou de rétraction. L'émaciation est plus prononcée aux cuisses qu'aux mollets. Les mouvements volontaires sont à peu près impossibles ; à gauche, tout se borne
à quelques légers mouvements du gros orteil ; à droite,
tous les orteils peuvent être soit fléchis, soit étendus volon-
tairement, mais seulement dans des limites très-restreintes.
On note avec soin qu'ici encore la sensibilité cutanée n'est

en rien modifiée ; on note aussi, particulièrement, que les divers modes d'excitation de la peau ne provoquent aucune trace de mouvements réflexes.

Le malade n'accuse aucune sensation pénible dans les membres paralysés. Il dit éprouver seulement, de temps à autre quelques fourmillements ; il se plaint aussi d'un fréquent besoin de changer de position, plus pressant la nuit que le jour. Les membres inférieurs sont habituellement froids, principalement le pied et la jambe gauches, qui sont de plus presque toujours couverts d'une sueur visqueuse.

Le pouls est normal, l'appétit excellent, le sommeil interrompu seulement, comme on vient de le dire, par le besoin de changer de position. Les sphincters fonctionnent d'une façon tout-à-fait régulière.

Il a été matériellement impossible de préciser l'époque où l'atrophie des muscles a commencé à se produire. On assure toutefois qu'elle a été remarquée quelques semaines seulement après le début de la maladie. Il est à regretter également que, faute d'appareils convenables, l'exploration électrique des parties atrophiées n'ait pu être pratiquée à cette époque.

Dans la consultation qui eut lieu lors de la première entrevue, je m'appliquai à faire ressortir surtout le début brusque, presque subit, des accidents paralytiques, et marqué par une période fébrile bien distincte, la flaccidité et l'atrophie profonde rapidement survenue que présentaient les masses musculaires dans les membres paralysés, phénomènes contrastant avec l'absence d'anesthésie, de troubles durables de la vessie ou du rectum, d'eschares sacrées. J'émis l'opinion que l'ensemble de ces symptômes positifs ou négatifs permettait de rapprocher le cas de M. X. du type *paralysie infantile spinale*. Me fondant en dernier lieu sur ce qu'enseigne l'histoire naturelle de cette affection, je crus pouvoir avancer que la rétrocession des symptômes, déjà ébauchée aux membres supérieurs, s'y accuserait plus encore et s'étendrait sans doute jusqu'à un certain degré aux membres inférieurs ; qu'il pouvait même se faire que la station et la marche redevinssent possibles avec le secours d'appareils prothétiques ; qu'enfin le retour agressif des accidents n'était guère à redouter (1).

Le suite de l'observation montre que ces prévisions se sont réalisées. Une note, recueillie en février 1874, constate, en effet, qu'une amélioration très-notable s'est opérée en ce qui concerne la puissance motrice et la nutrition dans les membres supérieurs ; aux membres inférieurs, la contractilité faradique commence à reparaître dans plusieurs muscles où elle était soit très-amoindrie, soit abolie. Par contre, en raison de la prédominance d'action des muscles postérieurs de la cuisse et de ceux des mollets, il se produit une tendance à la flexion des jambes et à la formation de pieds bots équins contre laquelle on a lutté par l'application de divers appareils.

En avril, la puissance musculaire a tellement progressé dans les membres inférieurs, que le malade se tient debout et fait quelques pas dans la chambre avec le secours de deux personnes.

Enfin, en août, un an environ après le début, il peut, étant assis, se dresser seul, et s'aidant de deux béquilles faire de courtes promenades. Il peut même, à l'aide d'un appareil qui s'oppose à la flexion du genou gauche, marcher quelque peu en s'appuyant sur une seule canne (2).

Le fait suivant, quoique moins régulier à quelques égards

______

(1) Je tiens de mon collègue, M. le docteur Bouvier, dont l'expérience est si grande en pareille matière, qu'il n'a vu que trois fois, dans le cours de sa longue carrière, la rétrocession normale des accidents de la paralysie spinale infantile être entravée par une rechute.

(2) Pendant la période qui s'étend du 19 août 1873 au 1ᵉʳ janvier 1874, le traitement a consisté principalement en l'application de ventouses scarifiées, de vésicatoires, puis de cautères le long de la colonne vertébrale. A partir de la dernière date, les muscles paralysés et atrophiés ont été soumis tous les deux jours à l'excitation produite par un courant faradique de moyenne intensité. En outre, X... prenait chaque jour des pilules de strychnine de 1 milligramme chaque, dont le nombre a été progressivement porté jusqu'à 15. Pendant les mois d'avril, mai et juin, on a associé, à l'excitation faradique, l'excitation galvanique et l'hydrothérapie ; c'est dans le cours de cette période surtout que les progrès se sont le plus remarquablement accentués. Durant les mois de juillet et août, à Bagnères-de-Luchon, bains, douches et massage énergique.

que celui qui précède, mérite cependant de lui être comparé. Il peut être rapproché de ces *paralysies temporaires* décrites par Kennedy, et dont l'histoire ne saurait être séparée de celle de la *paralysie infantile permanente*.

OBS. II. — Charles R..., actuellement âgé de 15 ans et demi, est un grand jeune homme bien pris, à l'air intelligent. On ne signale dans ses antécédents aucune maladie digne d'être relevée; pas de convulsions. Il n'a éprouvé ni émotions morales vives, ni refroidissement. On fait remarquer seulement qu'il a beaucoup grandi en fort peu de temps.

Le 27 septembre 1873, il fut pris d'une fièvre peu intense qui ne l'obligea pas à se coucher. L'appétit toutefois était devenu nul, la langue était chargée. L'état fébrile a persisté les 28 et 29, sans se montrer, à aucun moment, assez fort pour empêcher M. R... de rester hors du lit une partie du jour.

La seule particularité à noter, durant cette période de trois jours, c'est l'apparition sur le tronc d'un *zona double* dont on voit encore aujourd'hui (novembre 1873) les traces. L'éruption occupait le thorax dans toute son étendue en hauteur. *En avant*, on voyait : 1° *à droite*, un premier groupe de vésicules au-dessous de l'aisselle ; un second, latéral aussi, au voisinage du bord inférieur du grand pectoral ; un troisième, médian, placé au-dessous de l'appendice xiphoïde ; — 2° *à gauche*, un groupe répondant au second groupe droit et un autre situé à gauche de la ligne médiane, à égale distance de l'ombilic et de l'extrémité inférieure du sternum. *En arrière*, il existait un groupe au niveau de l'angle inférieur de l'omoplate et un second, plus latéral, presque à la même distance du précédent et de la crête iliaque. Il paraît certain que ce zona ne s'est pas accompagné de douleurs localisées sur le trajet des nerfs.

Sans avoir ressenti ni douleurs ni fourmillements, le 1er octobre, en se levant le matin, et à peine descendu du lit, Ch. R.. sentit ses membres inférieurs fléchir sous lui et il tomba lourdement sur le sol. C'est donc dans la nuit du 30 septembre au 1er octobre, que la paraplégie s'est produite. Le malade fut recouché. Il paraît bien établi que, ce jour-là, il n'avait plus de fièvre. La paralysie fut accompagnée dès l'origine d'une flaccidité marquée des membres inférieurs. Jamais la sensibilité cutanée n'y a été modifiée ; on ne saurait dire s'ils ont jamais été froids ou cyanosés. Il y a toujours persisté quelques mouvements partiels. Ainsi, R… a toujours pu étendre et fléchir les orteils; par contre, il était, à l'origine, absolument incapable de soulever ses membres en totalité au-dessus du plan du lit. On assure que, quelques jours après le début des accidents, l'amaigrissement des cuisses était déjà appréciable.

Les membres supérieurs n'ont, à aucune époque, été sérieusement engagés et R… a toujours pu continuer à se servir de ses mains, soit pour manger, soit pour tenir un livre. Jamais il n'a existé aucun trouble dans l'exercice des fonctions de la vessie ou du rectum.

La période de rétrocession a commencé à s'établir fort peu de temps après l'invasion. Ainsi, vers le 15e jour, R… pouvait se tenir debout en appuyant les mains sur les objets environnants.

L'*état actuel*, relevé le 17 novembre 1873, apprend ce qui suit : R… peut se tenir debout et même faire quelques pas à condition de s'appuyer à l'aide des deux mains sur les épaules de son domestique. Les membres inférieurs sont amaigris dans la totalité, mais l'atrophie est surtout marquée aux cuisses qui sont flasques et comme aplaties d'avant en arrière, tandis que les mollets sont assez pleins encore et résistants. Les muscles du bassin semblent particulièrement atteints. Ainsi, lorsque R… est assis, il ne peut fléchir les cuisses sur l'abdomen; il esquisse même à peine ce mouvement. Couché sur le dos, il lui est tout-à-fait impossible de relever le tronc. Quand le malade, maintenu dans la station verticale, essaye, avec le secours d'un aide, de marcher, on le voit, à chaque pas, se *hancher* à l'excès et incliner fortement le tronc successivement vers un côté, puis vers l'autre côté. L'état général est toujours resté excellent.

Nous revoyons M. R… en octobre 1874 ; les mouvements

des membres inférieurs ont repris leur puissance normale
et il peut aujourd'hui se livrer sans fatigue à tous les exer-
cices du corps. Un certain degré de maigreur relative et
de flaccidité des muscles antérieurs de la cuisse gauche,
une tendance marquée du tronc à s'incliner dans la station debout et la marche vers le côté droit, tels sont actuellement les seuls vestiges de la maladie spinale.

Les faits qui viennent d'être exposés à titre d'exemples,
et qu'on pourrait aisément multiplier, suffiront, je l'espère,
Messieurs, à mettre en évidence que certains cas de paralysie spinale aiguë, observés chez l'adulte, sont. au point
de vue clinique, tout-à-fait assimilables à la paralysie spinale des jeunes enfants. Il resterait à déterminer si, ainsi
que cela est vraisemblable, la lésion spinale d'où dérive
l'ensemble symptomatique reconnaît chez l'adulte la localisation étroite dans les cornes antérieures et tous les autres
caractères qui distinguent celles de l'enfant. Mais l'autopsie n'a pas encore définitivement prononcé. Il y a là une
lacune qui ne saurait tarder à être comblée (1).

II.

Je crois utile de revenir aujourd'hui sur divers points
relatifs à l'*anatomie* et à la *physiologie pathologiques* de
la *paralysie infantile spinale*. Je trouverai ainsi l'occasion de signaler et de mettre à profit plusieurs travaux qui
ont paru sur ce sujet, depuis la publication des premières
recherches entreprises à la Salpétrière.

---

(1) Cliniquement l'observation publiée par mon interne, M. Gombault,
dans les *Archives de physiologie* (1873, janvier, p. 89), se rapproche incontestablement beaucoup de la paralysie spinale infantile ; elle en diffère
à quelques égards cependant au point de vue anatomo-pathologique. Les
cellules motrices étaient profondément altérées dans les régions de la moelle
épinière, correspondant aux muscles frappés d'atrophie ; mais on ne ren-
contrait nulle part, dans les cornes antérieures, les foyers limités ayant fait
disparaître des groupes entiers de cellules nerveuses et produit l'épaississe-
ment fibroïde du tissu interstitiel qui paraissent être un caractère constant
de la lésion spinale propre à la paralysie atrophique des jeunes enfants.

Ces premières études concernant des pensionnaires de l'hospice, c'est-à-dire des sujets ayant succombé à une époque le plus souvent fort éloignée de la période infantile, ont été faites, incontestablement, par cela même, dans des conditions relativement défavorables. Elles ont permis, cependant, d'établir déjà des données fondamentales que les observations ultérieures, instituées dans des conditions plus heureuses, c'est-à-dire sur de jeunes sujets, morts à une date rapprochée de l'origine de la maladie, ont pu compléter à quelques égards, mais n'ont pas essentiellement modifié. Cela ressortira, je pense, du court exposé qui va suivre.

1° Ce qui caractérise surtout, anatomiquement, la lésion spinale de la paralysie infantile, c'est la localisation étroite, systématique, des altérations, dans les cornes antérieures de la substance grise et, plus précisément, dans la région de ces cornes qu'occupent les grandes cellules ganglionnaires, dites motrices. Rien, jusqu'ici, n'est venu contredire cette proposition établie dès l'origine de nos recherches (1).

L'altération dont il s'agit, — c'est un point sur lequel nous n'avions pas manqué d'insister, — se montre parfois exactement limitée à un seul ou à deux des groupes ovalaires, nettement circonscrits, que, dans le renflement lombaire, par exemple, ces cellules forment en s'agrégeant. (*Fig. 9*).Ce sont là, pour ainsi dire, les foyers primitifs du mal, car, si la lésion s'étend au-delà, elle paraît rayonner autour du groupe cellulaire comme autour d'un centre. Ce n'est qu'au plus haut degré de l'altération et seulement çà et là, sur quelques points, que la corne grise est envahie dans toute son étendue transversale (*Fig. 8*). Il est de règle, en pareille occurrence, que les faisceaux blancs, les antérieurs et les latéraux surtout, présentent dans la région où la corne grise est aussi profondément atteinte, une sorte d'émaciation, d'atrophie, avec diminution plus ou moins pro-

---

(1) Ces vues relatives au rôle de l'altération des cellules nerveuses des cornes antérieures dans la pathogénie de la paralysie infantile et des amyotrophies spinales progressives ont été exposées dans une leçon que j'ai faite à la Salpétrière, en juin 1868.

noncée de tous les diamètres; mais cette lésion évidemment secondaire des faisceaux blancs n'est pas nécessaire. Elle peut faire défaut (*Fig. 9*) et ne saurait, par conséquent, figurer au premier rang dans la caractéristique de la lésion spinale propre à la paralysie infantile.

La localisation si remarquable des lésions dans l'aire des groupes cellulaires m'avait conduit à admettre depuis longtemps, à titre d'hypothèse très-vraisemblable, que le processus morbide occupe d'abord la cellule nerveuse, pour se propager ensuite à la névroglie. Comment, en effet, expliquer autrement cette circonscription si frappante de l'altération dans le voisinage immédiat des éléments ganglionnaires? Je ne sache pas qu'aucun argument sérieux ait été, jusqu'ici, opposé à cette hypothèse.

2° La lésion des cornes antérieures, dans les cas de date ancienne, tels que ceux qui ont servi à nos études, consiste, en général, pour ce qui concerne les cellules nerveuses, en une *atrophie scléreuse* plus ou moins accentuée. Les éléments ganglionnaires de tout un groupe, de toute une région, lorsque l'altération est portée au plus haut degré, peuvent même avoir disparu sans laisser de traces. Quant à la névroglie, on y trouve les caractères de l'hyperplasie conjonctive avec multiplication des éléments nucléaires et formation d'un tissu fibroïde, souvent très-dense. marques évidentes de l'existence passée d'un travail irritatif.

Toutefois, ainsi que nous l'avons reconnu ailleurs, les observations recueillies à la Salpêtrière n'avaient mis sous nos yeux que les reliquats d'un processus morbide depuis longtemps éteint. En présence des documents qu'elles nous fournissaient, nous ne pouvions que chercher à reconstruire, par une espèce d'exégèse, les premières phases du processus. Sans doute les lésions de la névroglie nous offraient les traces incontestables de leur origine inflammatoire. Mais s'était-il agi là, autrefois, d'une *myélite hyperplasique sans désagrégation du tissu*, ou, au contraire, d'une *myélite destructive, avec ramollissement?* Le problème était à peu près impossible à résoudre.

C'est ici que gît principalement l'intérêt des importantes observations de MM. Damaschino et Roger (*Loc. cit.*). Ces auteurs ont eu l'occasion de pratiquer l'autopsie dans deux cas relatifs à de jeunes enfants ayant succombé l'un 2 mois, l'autre 6 mois après le début de l'affection et ils ont reconnu dans ces deux cas que, sur les points de la moelle le plus profondément altérés, les lésions localisées, d'ailleurs, comme c'est la règle, dans l'une des cornes grises antérieures, consistaient en un *ramollissement rouge, inflammatoire*, avec injection vasculaire, production de corps granuleux, etc., etc. Au-dessus et au-dessous de ces points, l'altération pouvait être poursuivie encore à une certaine distance dans la substance grise ; mais, s'atténuant progressivement, elle n'était plus représentée bientôt que par la multiplication des éléments nucléaires et une injection vasculaire surtout marquée au voisinage immédiat des groupes de cellules nerveuses.

Ces observations établissent — comme on voit — que le ramollissement rouge doit être compté parmi les lésions spinales de la paralysie infantile. Mais rien ne démontre, quant à présent, que ce soit là, dans l'espèce, une condition obligatoire. Il est même fort vraisemblable que, à l'exemple de ce qui a lieu parfois dans la myélite aiguë centrale vulgaire, les altérations de la moelle épinière, dans la paralysie des enfants, peuvent atteindre leur plus haut degré d'intensité et provoquer, à la périphérie, les lésions trophiques musculaires les plus graves, sans qu'il y ait dissociation des éléments nerveux et conjonctifs et autrement dit ramollissement (1).

Un autre fait intéressant, mis en lumière par ces mêmes observations de MM. Roger et Damaschino, c'est que, dans ses premières phases, l'altération des cellules nerveuses est marquée par une atrophie avec pigmentation excessive de ces éléments. La lésion scléreuse, signalée dans les observations qui nous sont propres, serait donc un phénomène consécutif (2).

______

(1) Charcot.— *Archives de physiologie*, 1872, janvier-février ; — Hayem. Même recueil, 1874, p. 603.
(2) C'est ici le lieu de rappeler les principaux modes d'altération dont les

3º La lésion spinale, dont les principaux traits viennent d'être rappelés, est constante dans la paralysie infantile ;

---

cellules nerveuses des cornes grises antérieures de la moelle épinière se montrent susceptibles.

1º Je signalerai, en premier lieu, la tuméfaction souvent énorme que subissent parfois ces cellules et que j'ai le premier reconnue, je crois, du moins en ce qui concerne la moelle (*Soc. de biologie*, 1872). Le corps, volumineux et comme renflé, est en même temps trouble et opalescent. Les prolongements sont plus épais qu'à l'état normal et comme contournés. J'ai comparé cette altération des cellules nerveuses de la moelle épinière à l'hypertrophie que présente, sous l'influence de certains processus irritatifs, le cylindre axile des tubes nerveux, soit dans le centre cérébro-spinal, soit dans les nerfs périphériques (*Fig. 10*, B).

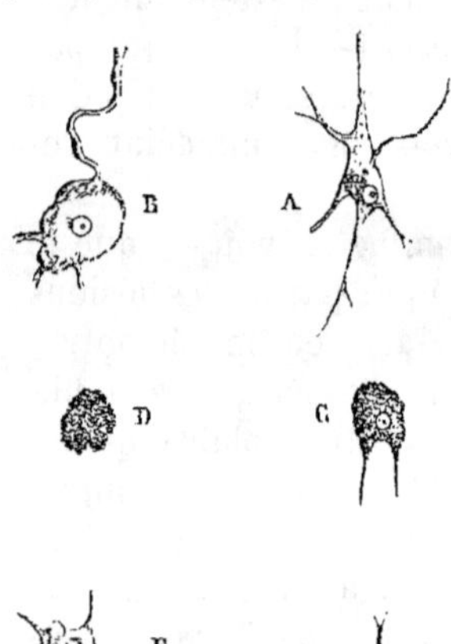

Fig. 10. — Cellules nerveuses des cornes antérieures de la moelle épinière. — A, état normal. — B, état hypertrophique. — C, altération pigmentaire. — D, altération pigmentaire arrivée au dernier terme. — E, cellule atteinte d'atrophie scléreuse. — F, altération vacuolaire.

2º Quelques auteurs ont décrit, dans les cellules nerveuses de l'encéphale, une multiplication des noyaux (Jolly) qu'ils considèrent comme la marque d'un processus irritatif. M. Leyden dit avoir fait la même observation sur les cellules ganglionnaires de la moelle. Mais il importe de remarquer que, dans certaines régions de l'encéphale, et dans le système du grand sympathique, la présence de deux noyaux dans une cellule nerveuse est un fait rare sans doute, mais qui se montre dans les conditions normales, en dehors de toute trace d'un processus irritatif ; on ne connaît pas une prolifération de la cellule nerveuse correspondant à la prolifération des éléments cellulaires du tissu conjonctif par exemple. En somme, les altérations diverses que subissent ces cellules par le fait de l'inflammation, à part le gonflement signalé plus haut, sont toutes, anatomiquement parlant, atrophiques ou dégénératives (*Fig. 10*, C, D, E).

3º Je signalerai en passant l'altération dite *vacuolaire* des cellules nerc'est là un fait capital que j'ai fait pressentir déjà dans mes leçons de 1868 et que toutes les observations, aujourd'hui nombreuses, publiées depuis lors, soit en France, soit à l'étranger, sont venues confirmer. Parmi ces observations *à l'appui*, pour ne parler que des plus récentes, je citerai celles qui ont été publiées en Allemagne par MM. Recklinghausen, Rosenthal (de Vienne) et Roth (de Bâle) (1).

Je m'étais efforcé, en outre, à la même époque, d'établir que la lésion en question doit être considérée comme ini-

---

veuses des cornes antérieures. Je l'ai maintes fois rencontrée dans des cas où la névroglie présentait, au voisinage, les caractères non équivoques de l'inflammation. Je n'ai pas pu me convaincre encore que cette altération n'est pas un produit de l'art (*Fig. 10*, F).

4° J'insisterai plus longuement sur l'altération, dite *pigmentaire, des cellules nerveuses spinales*. C'est un fait normal pour ainsi dire dans l'âge sénile que ces cellules soient remplies et distendues par une quantité souvent énorme de pigment. Est-ce là une circonstance tout-à-fait indifférente au point de vue du fonctionnement ; ne faut-il pas plutôt rapporter pour une part à cette modification sénile de la cellule l'affaiblissement moteur et les altérations des muscles des membres, qui se montrent à peu près fatalement à une certaine époque de la vie ?

Quoi qu'il en soit, l'accumulation de pigment, dans une cellule nerveuse spinale, ne suffit pas, à elle seule, quelque marquée qu'elle soit, pour caractériser une lésion profonde de l'organite. Mais il s'y joint, dans les cas pathologiques proprement dits, une *atrophie* véritable, dont M. L. Clarke a bien décrit toutes les phases ; au premier degré de cette altération, la cellule diminue de volume et la partie transparente du corps se réduit de plus en plus ; à un deuxième degré, les prolongements s'atrophient à leur tour, en même temps que le corps prend une forme globuleuse ; bientôt les prolongements ne sont plus représentés que par des filaments courts et grêles. Enfin, au dernier degré, ils disparaissent. Le noyau de la cellule subit une atrophie concomitante. Cette *atrophie pigmentaire* qui conduit à la destruction totale de la cellule, se montre liée à des processus irritatifs primitivement développés dans la névroglie avoisinante, ou bien elle existe isolément, indépendamment de toute lésion de la névroglie, dans certaines formes, par exemple d'atrophie musculaire progressive, ou de paralysie bulbaire (*Fig. 10*, C, D.).

5° Enfin, une dernière forme d'altération de la cellule nerveuse motrice est celle que l'on désigne quelquefois sous le nom de *sclérose* ou d'*atrophie scléreuse*. — La cellule a diminué de volume, quelquefois considérablement. Elle est comme ratatinée, plus ou moins arrondie, ou au contraire allongée. Les prolongements sont courts, desséchés, ou absents. Le corps cellulaire est opaque, d'aspect brillant ; le noyau est petit, inégal et ratatiné. J'ignore si cette altération est toujours précédée par les lésions de l'atrophie pigmentaire ou si elle peut être primitive. Elle se rencontre fréquemment dans les cas d'amyotrophie spinale liée à un processus irritatif bien accusé (*Fig. 10*, E.). (*Cours de la Faculté*, 1874.)

(1) Roth. *Anatom. Befund bei spinaler Kinderlahmung*. In *Virchow's Archiv*, 1873, t. LVIII, p. 273.

tiale, primitive, et comme dominant, en un mot, tout le drame morbide. On ne pouvait admettre, en effet, qu'elle fût une conséquence de l'inertie fonctionnelle des membres frappés de paralysie, car elle n'a rien de commun avec l'altération particulière de la moelle épinière, alors déjà fort bien étudiée par MM. Clarke, Vulpian, et Dickinson, qui survient à la suite des amputations de date très-ancienne (1). D'un autre côté, l'hypothèse qui placerait à la périphérie, soit dans les muscles, soit dans les nerfs, le point de départ des accidents, serait fort compliquée, fort embarrassée et ne reposerait sur aucune analogie ; tandis que l'hypothèse adverse, au contraire, en outre de l'appui que lui prête l'histoire de la myélite aiguë centrale vulgaire, compte encore en sa faveur l'expérimentation sur les animaux, qui, entre les mains de M. Prevost, a montré qu'une lésion portant sur les parties centrales de la moelle détermine des lésions musculaires fort semblables à celles qui s'observent dans la paralysie des jeunes enfants (2).

L'opinion que je me suis appliqué à faire prévaloir autrefois n'a rencontré, comme vous le voyez, aucune objection sérieuse ; elle paraît d'ailleurs, actuellement, assez généralement répandue. Je crois donc pouvoir, d'après cela, m'en tenir à la théorie que j'ai proposée dans le temps, relativement à l'enchaînement des phénomènes. Les cellules nerveuses seraient le premier siège et le point de départ du processus irritatif et il se produirait là une *téphro-myélite antérieure aiguë parenchymateuse* (3). Le processus se communiquerait rapidement, de proche en proche, au tissu conjonctif voisin, sans dépasser toutefois la limite de l'aire des cornes antérieures. Tandis que, sous l'influence de cette incitation morbide, la cellule subit les diverses phases d'atrophie capables d'aboutir à une destruction complète,

---

(1) Vulpian. — *Archives de physiologie*, 1858, p. 443. — *Idem*, 1869, p. 675.
(2) Prevost. — *Société de biologie*, séance du 14 avril 1872.
(3) M. Kussmaul a proposé la dénomination *Polio-myelitis anterior acutissima* pour désigner la lésion spinale de la paralysie infantile. (*Loc. cit.* n° 1, p. 3). Je crois *téphro-myélite* préférable et je puis invoquer à ce propos la puissante autorité de M. Littré. (τέφρα, *cinis*. Plut. — τεφραῖος, *cinereus*. Ælian).

la névroglie réagit, elle, à sa manière, et s'enflamme. Le processus phlegmasique peut même aller là, sur les points les plus altérés, jusqu'à la formation d'un foyer de ramollissement rouge.

Quoi qu'il en soit, à ces altérations brusquement développées se rattachent tous les phénomènes de la maladie, savoir : d'abord l'appareil fébrile initial, puis toute la série des accidents qui bientôt lui succèdent. La paralysie motrice, marquée par la suppression de la tonicité musculaire et des autres modes de l'activité réflexe, peut être considérée, d'après les vues physiologiques actuellement régnantes, comme une conséquence toute simple de la désorganisation dont souffre l'appareil des cellules nerveuses motrices. De cette même lésion des éléments ganglionnaires relève aussi certainement l'atrophie rapide des muscles paralysés et les modifications de la contractilité électrique qui en sont le prélude ; mais on ne connait pas bien encore le mode pathogénique qu'il faut invoquer ici. On admet volontiers que les nerfs centrifuges, qui prennent leur origine dans les parties affectées de la moelle épinière, se comportent comme le bout périphérique d'un nerf sectionné. Ils subiraient les diverses phases d'altérations destructives que MM. Neumann, Ranvier (1), Vulpian, Eichhorst (2), ont dans ces derniers temps étudiées avec tant de soin à l'occasion des lésions expérimentales des nerfs et la perte apparente de la contractilité faradique, ainsi que l'atrophie des faisceaux musculaires, surviendraient en conséquence. Il ne faut pas oublier que ce n'est là encore qu'une hypothèse, à la vérité fort plausible, et il importe de remarquer en particulier que l'état des nerfs périphériques, dans les premières semaines qui suivent le début de la paralysie infantile, n'a pas encore été reconnu *de visu*.

Quant à l'absence, constamment relevée dans les observations cliniques, de troubles durables de la sensibilité cutanée, de paralysie du rectum ou de la vessie, de troubles

---

(1) Ranvier. — *Comptes rendus de l'Académie des Sciences*, 1872-1873.
(2) Eichhorst. — *Virchow's Archiv*, 59 Bd, 1874.

trophiques cutanés ou viscéraux, elle tient, vous le savez, un rang éminent dans la caractéristique de la paralysie infantile et elle contribue pour une bonne part à séparer nettement cette affection des diverses formes de la myélite aiguë diffuse ; elle est physiologiquement en rapport avec la localisation étroite de la lésion spinale dans l'aire des cornes antérieures de la substance grise. Il se produit là, par le fait de la maladie, dans les parties centrales de la moelle épinière, une expérience délicate et toujours réussie, qui montre que les cornes grises antérieures ne sont pas nécessaires à la transmission des impressions sensitives et n'ont pas d'influence directe sur les mouvements de la vessie ou du rectum non plus que sur la nutrition soit de la peau, soit des organes génito-urinaires.

III.

Si les vues qui viennent d'être exposées sont fondées, il doit s'en suivre que toute lésion inflammatoire aiguë de la moelle épinière, quelle que soit d'ailleurs son origine, produira nécessairement, à l'instar de la paralysie infantile, la paralysie motrice avec l'atrophie rapide des muscles paralysés pourvu que soit remplie la condition expresse, mise en relief tant de fois déjà, à savoir : *la lésion atrophique aiguë des cellules nerveuses motrices.* D'un autre côté, les phénomènes sur lesquels j'appelais l'attention tout à l'heure, et qui font régulièrement défaut dans la symptomatologie de la paralysie infantile en raison même de la circonscription systématique de l'altération à l'aire des cornes antérieures, ces phénomènes, dis-je, devront, au contraire, se rencontrer à des degrés divers, dans toutes les autres formes aiguës d'affection spinale, parce que toutes elles reconnaissent pour substratum des lésions plus ou moins diffuses.

Les choses sont ainsi, dans la réalité. C'est ce dont témoigne, entre autres, l'histoire de l'une des maladies spi-

nales les plus communes chez l'adulte, et en même temps
les plus graves. Je veux parler de la *myélite aiguë centrale généralisée* (1). La lésion se traduit ici, le plus souvent, macroscopiquement par le ramollissement rouge. Mais
les choses ne vont pas toujours aussi loin et les éléments,
tant conjonctifs que nerveux, pourront se montrer profondément altérés, sans avoir subi de dissociation (2). Quoi
qu'il en soit, elle occupe les régions centrales de la moelle
épinière, la substance grise surtout, et tend à envahir une
grande partie de la hauteur du cordon nerveux, de telle
sorte que, par exemple, la région dorsale et la région
lombaire seront atteintes simultanément dans toute leur
longueur. Dans la substance grise, elle intéresse les cornes
grises antérieures et par conséquent les cellules motrices,
mais elle ne s'y limite point, et elle attaque aussi bien les
cornes grises postérieures et les commissures. Enfin, elle
se répand toujours, en outre, çà et là, d'une façon inégale,
sur les divers faisceaux blancs.

Le début s'opère souvent brusquement, et il peut être
marqué, comme dans la paralysie infantile, par un appareil fébrile plus ou moins intense. Si l'on compare, d'ailleurs, les deux affections sous le rapport des symptômes
locaux, on remarquera que plusieurs leur sont communs.
D'autres n'appartiennent qu'à la myélite aiguë diffuse.
Les symptômes communs sont : la paralysie motrice avec
flaccidité complète, amoindrissement hâtif de la contractilité faradique, reconnue dans plusieurs observations de
myélite dès la première semaine (3); et enfin, l'atrophie
des muscles rapidement développée. La théorie indique
qu'ils dépendent de l'altération des cornes grises anté-

---

(1) Les altérations profondes que peuvent subir les muscles des membres
paralysés dans la myélite centrale aiguë se trouvent signalées déjà par
Rokitansky. (*Lehrb. des path. anat.* 1er Bd, 1855, p. 329, 2e Bd, 1856,
p. 228.)

(2) Voyez mes observations sur l'histologie de la myélite aiguë (*Arch.
de physiolog.*, 1872, janv.-fév.), et celles de M. Hayem sur le même sujet.
(Même recueil, 1874, p. 603.)

(3) Observations de M. Mannkopf.— *Amtlich. Bericht über die Versam-
lung Deutscher Naturforscher und Aerzte zu Hannover*, p. 251, 1866.

rieures. Par contre, les symptômes nouveaux, surajoutés, n'appartenant qu'à la myélite diffuse, révèlent la participation des autres régions de la moelle. Ce sont : des altérations plus ou moins marquées de la sensibilité, et particulièrement une anesthésie cutanée plus ou moins profonde des membres paralysés, la paralysie de la vessie et du rectum, l'émission d'urines alcalines, purulentes ; enfin la formation d'eschares non-seulement à la région sacrée, mais encore sur tous les points des membres paralysés soumis à une pression un peu prolongée.

Ces eschares, qui, comme les autres phénomènes précédemment cités, font absolument défaut dans la paralysie infantile, sont au contraire un fait vulgaire dans la myélite aiguë généralisée. On sait qu'elles s'y produisent souvent avec une rapidité singulière, 4, 6, 10 jours après le début des premiers accidents et qu'elles contribuent puissamment à déterminer l'issue fatale.

L'*hématomyélie* ou, en d'autres termes, l'*hémorrhagie intra-spinale*, se prête à des considérations semblables. Dans nombre de circonstances, son histoire symptomatique se confond, en effet, pour ainsi dire sur tous les points, avec celle de la myélite aiguë généralisée ; ainsi, pour ne parler que de la contractilité faradique, on l'a vue disparaître dès le 14ᵉ (1), dès le 9ᵉ jour (2), et il est fréquent d'un autre côté que de vastes eschares se déclarent rapidement au siége. L'hémorrhagie intra-spinale, ainsi que M. Hayem (3) et moi-même (4), nous nous sommes efforcés de l'établir, ne serait d'ailleurs qu'une sorte d'épiphénomène de la myélite aiguë centrale. Il paraît certain que, à peu près toujours, l'épanchement de sang se forme là, au sein de parties préalablement modifiées dans leur texture par le fait de l'inflammation.

(1) Observation de Levier. — *Beiträg zur Pathologie der Ruckenmarks Apoplexie*. Inaug. Dis. Bern. 1864.

(2) Observation de Duriau. — *Union médicale*, 1859, t. I, p. 308.

(3) Hayem. — *Des hémorrhagies intra-rachidiennes*, 1872, p. 138.

(4) Charcot. — *Leçons de la Salpétrière*, 1870.

Les lésions traumatiques de la moelle épinière, qu'elles résultent d'une fracture de la colonne vertébrale ou d'une plaie par instrument tranchant, peuvent, elles aussi, déterminer l'amyotrophie aiguë avec tous ses accompagnements, en un mot, la formation d'eschares à développement rapide. Les altérations spinales, dans ces cas de traumatisme, sont à l'origine du moins, celles de la myélite aiguë transverse, c'est-à-dire qu'il s'agit des lésions inflammatoires qui, intéressant à la fois l'axe gris et les faisceaux blancs, n'occupent cependant qu'une petite étendue de la hauteur de la moelle. Mais, souvent, elles se propagent très-rapidement au-dessous du point primitivement affecté, jusqu'à l'extrémité du renflement lombaire par exemple, si la lésion a porté sur un point de la région dorsale ; la propagation en question se fait dans les faisceaux blancs, suivant une loi bien connue, le long des faisceaux latéraux, tandis que, dans la substance grise, ce sont les colonnes formées par les cornes antérieures qui sont envahies. Cette extension descendante des lésions spinales transverses, dans les cornes grises antérieures, n'est pas une simple vue de l'esprit ; je l'ai tout récemment reconnue nettement à l'examen de pièces provenant d'un cas de myélite aiguë transverse sur lequel je reviendrai. Elle seule permet de comprendre, — je l'ai déjà fait remarquer ailleurs (1), — comment une lésion spinale, en apparence limitée à un point circonscrit de la région dorsale, peut déterminer dans les membres inférieurs paralysés du mouvement, l'atrophie aiguë des muscles, et en un mot tous les phénomènes, qui, ainsi que le montre l'analyse physiologique de la paralysie infantile, relèvent de l'atrophie aiguë des cellules nerveuses motrices.

---

(1) Charcot. — *Leçons sur les maladies du système nerveux*, t. I, p. 63, note 1 (2ᵉ édition).

ONZIÈME LEÇON.

Des amyotrophies spinales chroniques. — Atrophie musculaire progressive spinale protopathique. (Type Duchenne-Aran).

Sommaire. — Variétés cliniques des cas désignés sous le nom d'atrophie musculaire progressive (atrophies musculaires progressives spinales). — Uniformité dans ces cas de la lésion spinale qui porte sur les cornes antérieures de la substance grise.

Etude de l'atrophie musculaire progressive spinale protopathique comme type du groupe : simplicité de la lésion spinale. — Amyotrophies spinales chroniques deutéropathiques. La lésion des cellules nerveuses motrices est ici consécutive : elle se surajoute à une lésion spinale de siége variable. — Aperçu des principales affections spinales qui peuvent produire l'amyotrophie progressive deutéropathique : pachyméningite spinale hypertrophique ; — sclérose des faisceaux postérieurs ; myélite centrale chronique ; — hydromyélie ; tumeurs intra-spinales ; sclérose en plaques ; — sclérose latérale symétrique.

De l'atrophie musculaire progressive spinale protopathique en particulier. (Type Duchenne-Aran). — Symptômes : atrophie individuelle des muscles, troubles fonctionnels, persistance prolongée de la contractilité faradique, secousses fibrillaires, déformations ou déviations paralytiques ; griffes. — Modes d'invasion. — Etiologie : hérédité, froid, traumatisme.

Anatomie pathologique. — Lésions de la moelle : altération limitée aux cornes antérieures de substance grise (cellules nerveuses, névroglie). — Lésions des racines nerveuses et des nerfs périphériques. — Lésions musculaires, leur nature.

I.

Messieurs,

Je me propose, dans les leçons qui vont suivre, de consacrer quelques développements à l'histoire des *amyotrophies spinales chroniques*. Les affections que comprendra cette appellation sont aujourd'hui encore souvent confondues en clinique sous la dénomination commune d'*atrophie musculaire progressive*. L'anatomie pathologique cependant a établi depuis longtemps qu'il ne s'agit pas là d'un groupe homogène.

En effet, les lésions spinales qu'on peut rencontrer dans les cas qui portent en clinique cette dénomination d'atrophie musculaire progressive sont très-variées. Elles ont toutefois, en commun, un trait particulier qui constitue, pour ainsi dire, le caractère anatomique fondamental du groupe : c'est la lésion des cornes antérieures de substance grise et plus explicitement l'altération atrophique des cellules motrices de la région. Nous trouvons en quelque sorte ici la reproduction de ce que nous avons vu à propos des amyotrophies spinales aiguës ; seulement la lésion spinale, dans les cas qui vont nous occuper, évolue non plus suivant le mode aigu, mais au contraire suivant le mode subaigu chronique et, à cette circonstance, se rattachent, malgré plus d'une analogie, des différences considérables dans la succession des symptômes.

A. Vous vous souvenez sans doute, Messieurs, que, dans l'étude des amyotrophies spinales aiguës, nous avons pris pour objectif un type régulier, la *paralysie infantile* où les lésions spinales sont systématiquement limitées aux cornes antérieures de substance grise. Un type du même genre nous servira de guide dans l'histoire des amyotrophies spinales chroniques. En effet, une lésion exactement limitée aux régions antérieures de la substance grise et laissant parfaitement indemnes tous les autres départements de la moelle épinière, substance blanche et substance grise, tel est le substratum anatomique dans une certaine forme d'atrophie musculaire progressive qui répond à peu près cliniquement au type vulgaire tel qu'il a été décrit par Cruveilhier, Duchenne (de Boulogne), Aran, et à laquelle nous donnerons, si vous le voulez bien, la qualification de *spinale protopathique.*

La constitution de cette forme protopathique de l'atrophie musculaire spinale, qui reproduit en quelque sorte, je le répète, dans le mode chronique, la paralysie infantile, est relativement fort simple. Ainsi, l'élément anatomo-pathologique est représenté : le dans la moelle, par une lésion systématiquement limitée aux cornes grises antérieures ;

l'altération des grandes cellules nerveuses étant d'ailleurs une condition nécessaire, *sine qua non*, et parfois la seule lésion appréciable ; 2° dans les racines motrices et les nerfs moteurs périphériques, par une atrophie plus ou moins prononcée, conséquence de la lésion spinale ; 3° enfin dans les muscles correspondants, par des lésions trophiques que nous aurons à passer en revue et d'où procède à proprement parler toute la symptomatologie de l'affection.

B. Les choses sont plus compliquées dans un second groupe d'amyotrophies spinales chroniques que, par opposition, je désignerai sous le nom de *deutéropathique*. Ici. en effet, la lésion des cornes antérieures et des cellules nerveuses est nécessairement présente aussi ; mais elle n'est qu'un fait de seconde date, consécutif en tout cas. La lésion originelle siége encore dans la moelle épinière, mais elle s'est développée en dehors de la substance grise et ce n'est que secondairement, par extension, que celle-ci a été, à son tour, envahie. A la vérité, lorsque cet envahissement s'est opéré, la même série de phénomènes consécutifs en découle, et en particulier, l'atrophie progressive des muscles : toutefois les symptômes amyotrophiques se trouvent alors comme entremêlés, ou mieux surajoutés à ceux de la maladie spinale primitive. Or, vous comprenez aisément, Messieurs, combien l'ensemble symptomatique qu'on observe dans ces diverses combinaisons pourra se montrer complexe et variable. Car, de fait, il n'est peut-être pas une lésion élémentaire chronique de la moelle épinière qui ne soit susceptible, à un moment donné de son évolution, de retentir sur la substance grise antérieure et d'y déterminer l'atrophie des cellules motrices.

Pour ne parler que des faits dans lesquels une vérification anatomique a eu lieu, voici l'énoncé des principales formes d'affection de la moelle épinière qui peuvent donner lieu à l'amyotrophie spinale chronique deutéropathique :

1° En premier lieu, je signalerai la *pachyméningite spinale hypertrophique*. Elle consiste, nous le verrons, en une inflammation des méninges qui occupe surtout le renflement cervical de la moelle et qui répond sans doute à ce qu'on appelait autrefois *l'hypertrophie de la moelle épinière*. La lésion méningée se propage à la moelle elle-même et simultanément aux origines des nerfs rachidiens. L'atrophie musculaire des membres supérieurs se développe sous cette double influence ; elle se montre combinée à des symptômes particuliers qui relèvent à la fois de la lésion méningée, de la lésion spinale et de celle des nerfs périphériques.

2° Vient ensuite la *sclérose des zones radiculaires postérieures*, substratum anatomique de l'ataxie locomotrice progressive (1). La symptomatologie se composera ici des phénomènes liés à l'atrophie consécutive des cornes antérieures — atrophie lente des muscles, — et de ceux qui caractérisent la sclérose des zones radiculaires postérieures — douleurs fulgurantes spéciales, incoordination motrice, etc.

3° Divers types de *myélite centrale*, spontanée ou traumatique, à marche chronique, doivent entrer dans cette énumération ; une lésion anatomique que l'on désigne communément sous la dénomination d'*hydromyélie* ou *hydromyélite* mérite d'être mentionnée spécialement (2).

------

(1) Voir Leçon I, p. 13.

(2) Cette lésion spinale a été désignée par Ollivier (d'Angers), sous le nom de *syringomyélie ou cavité centrale dans la moelle épinière*. (*Traité des maladies de la moelle épinière*, 3e édit., 1837, t. I, p. 202). J'ai fait connaître une observation de myélite spinale cervicale avec pachyméningite, remarquable, entre autres, par la présence de trois canaux longs et étroits, qui, creusés pour la majeure partie dans l'épaisseur de la substance grise, parcouraient, parallèlement au grand axe de la moelle, le renflement cervical dans toute son étendue. L'un de ces canaux, de tous le plus considérable, pouvait même être suivi jusqu'au niveau du tiers inférieur de la région dorsale. Dans la plus grande partie de son trajet, il occupait la corne grise postérieure du côté gauche ou, pour mieux dire, il s'était substitué à cette corne grise dont les divers éléments avaient disparu. Les deux autres canaux, moins volumineux, siégeaient l'un immédiatement en arrière de la commissure postérieure, sur la ligne médiane, de manière à intéresser à la fois, les deux faisceaux blancs postérieurs, l'autre en partie dans la corne postérieure

Quelques auteurs décrivent cette altération spinale comme résultant d'une dilatation du canal central de la moelle épinière. Il est certain que, dans la majorité des cas, il s'agit là de foyers canaliculés consécutifs à une myélite chronique centrale. Quoi qu'il en soit, la substance grise des cornes antérieures peut, en pareille circonstance, être intéressée au point que les cellules nerveuses motrices subissent des altérations plus ou moins profondes et, par ce fait, l'atrophie musculaire, à marche progressive, viendra figurer dans la symptomatologie de l'affection (1).

4° Il existe aussi plusieurs exemples de *tumeurs intra-spinales* (gliomes ou sarcomes), qui, développés au centre de la substance grise, dans la région cervicale, ont été le point de départ de symptômes d'amyotrophie progressive (2).

5° Nous devons citer encore la *sclérose en plaques*. En

---

droite, en partie dans le faisceau postérieur du côté droit. Ces derniers canaux se trouvaient en grande partie comblés par une substance amorphe, transparente, finement grenue, qui, en certains points, s'était désagrégée, vraisemblablement par le fait de quelque accident de préparation, et avait laissé à sa place des lacunes plus ou moins étendues, à contours plus ou moins irréguliers. Cette même substance finement grenue, légèrement condensée, formait la paroi des foyers et se continuait sans ligne de démarcation bien tranchée avec le tissu avoisinant qui présentait lui-même à une certaine distance, les caractères de la dégénération granuleuse. Cette observation qui figure dans un mémoire publié en commun avec M. Joffroy, alors mon interne (*Archives de physiologie*, mai, septembre et novembre 1869.) rendait déjà fort vraisemblable qu'un certain nombre des cas d'*Hydromyélie*, assez communément rapportés jusqu'alors à une dilatation du canal central, peuvent résulter de la fonte d'un tissu pathologique développé au sein des parties centrales de la moelle épinière. La réalité du fait me semble avoir été mise hors de doute par M. Hallopeau dans un travail intéressant présenté à la Société de Biologie. (*Mémoires de la Société de Biologie*, 1869, p. 169). Tout récemment, M. le D⟨r⟩ Th. Simon (de Hambourg) a rassemblé un grand nombre d'observations (*Arch. für Psychiatrie und nervenk ankheid*, v. Bd. 1 heft. Berlin, 1874, p. 120 et suiv.) qui viennent confirmer à cet égard les conclusions des travaux français

(1) Voir entre autres le cas de M. O. Schuppel : *Ueber Hydromyelus*. In *Archiv der Heilkunde*. Leipzig, 1865, p. 289.

(2) O. Schuppel. — *Das gliom und gliomyxom des Ruckenmarks.* In *Archiv der Heilkunde*, p. 127, 1867. — J. Grimm. — *Atrophia musculorum progressiva, tumor carcinomatosus intumescentiæ spinalis, etc.* In *Virchow's Archiv*, 1869, 4 faeg. 8 Bd.

général, dans les cas ordinaires relatifs à cette affection, la substance grise n'est pas profondément atteinte ; il est possible que cela arrive néanmoins, et alors, aux symptômes déjà si variés de l'induration multiloculaire des centres nerveux, viennent se joindre des amyotrophies à marche progressive.

6° Mais la forme pathologique que je veux relever particulièrement parmi ces amyotrophies spinales chroniques, deutéropathiques, est celle qui est caractérisée anatomiquement par une *sclérose qui affecte symétriquement les faisceaux latéraux* de la moelle épinière, dans toute la hauteur de ce cordon nerveux. Cette sclérose fasciculée peut même être suivie, ainsi que nous le dirons, jusque dans le bulbe et la protubérance. La sclérose fasciculée latérale symétrique, peut se rencontrer isolément, en dehors de toute lésion de l'axe gris. Mais très-fréquemment elle retentit sur les cornes antérieures de la substance grise, et plus particulièrement sur les cellules nerveuses de la région, en conséquence de quoi les symptômes amyotrophiques se surajoutent à ceux qui relèvent de la sclérose latérale.

Dans tous les cas qu'embrasse cette énumération, l'envahissement de la substance grise antérieure, ainsi que nous l'avons fait remarquer, est constamment un phénomène consécutif. Il est possible que la combinaison inverse puisse survenir, c'est-à-dire qu'une lésion primitivement développée dans le centre gris envahisse consécutivement les faisceaux blancs ; mais je ne crois pas, quant à présent, que cette combinaison ait jamais été régulièrement observée.

II.

Messieurs, ainsi que je vous l'ai annoncé en commençant, c'est tout d'abord l'*amyotrophie progressive spinale protopathique*, définie, comme vous venez de l'entendre, que nous allons étudier dans cette leçon. Lorsque ce type, comparativement simple, vous sera connu, il deviendra plus facile de pénétrer dans l'histoire, maintenant encore assez embrouillée, des amyotrophies spinales deutéropathiques.

Nous nous efforcerons de dégager autant que possible la description de l'*atrophie musculaire protopathique* de tous les éléments étrangers qui l'encombrent chez la plupart des auteurs. Nous suivrons en cela l'exemple de M. Duchenne (de Boulogne) qui, de longue date, a commencé, en se plaçant surtout au point de vue clinique, ce travail d'épuration. Les jalons, posés par cet auteur sur la voie qu'il a déjà parcourue, nous serviront plus d'une fois de guide dans l'accomplissement de la tâche que nous allons entreprendre (1).

A. Nous commencerons notre exposition par le côté clinique ; après quoi, nous descendrons dans le détail des lésions anatomiques et, enfin, nous vous présenterons en manière de conclusion, quelques considérations relatives à la physiologie pathologique de l'affection.

a) Le premier trait à faire ressortir dans la symptomatologie de l'atrophie musculaire progressive, après le début insidieux, sans prodromes, ou avec des prodromes longtemps inaperçus pour ainsi dire, c'est ce qu'on pourrait appeler l'*atrophie individuelle* que subissent les muscles affectés ; en d'autres termes, un muscle ou plusieurs muscles d'un membre peuvent avoir souffert une diminution de volume très-remarquable, alors que les muscles voisins ont conservé leur relief normal.

Ce premier trait est en quelque sorte caractéristique ; c'est, écrit M. Duchenne (de Boulogne), « le facies de la maladie. » Précisons, en faisant appel à un exemple concret. Supposons le cas, très-commun dans l'espèce, où la maladie n'a envahi encore qu'un certain nombre de muscles dans un membre supérieur. Tous les muscles de la main et de

---

(1, Voir le chapitre V dans le *Traité de l'Électrothérapie localisée.*

l'avant-bras auront, je suppose, à ce moment, subi une atrophie profonde, à l'exception d'un seul peut-être, le long supinateur par exemple. En revanche, les muscles du bras et de l'épaule seront intacts et présenteront le volume de l'état normal de manière à former un contraste frappant avec l'atrophie très-accentuée de l'avant-bras et de la main.

Prenons un autre exemple, plus rare. Ce sera, dans ce cas, les muscles thoraciques qui auront été affectés les premiers. Les pectoraux seront profondément émaciés, et, partant, la poitrine aura subi un amaigrissement très-prononcé, tandis que les membres supérieurs, ayant été épargnés tout entiers, offriront une saillie relativement considérable. Ce mode d'envahissement de l'atrophie qui procède, dans une certaine mesure, *muscle par muscle*, fournit un caractère important parce qu'il ne se retrouve pas au même degré dans les amyotrophies deutéropathiques.

b) Les *troubles fonctionnels* que présentent les muscles en voie d'atrophie doivent nous arrêter actuellement. A la diminution de volume se lie un certain degré *d'affaiblissement des mouvements* exécutés par le muscle et l'on peut dire que ces deux phénomènes, d'une façon générale, progressent parallèlement ; autrement dit, moins il y a de fibres musculaires dans un muscle ou plus il y a de fibres atrophiées, plus la faiblesse est grande, et celle-ci ne paraît guère dépendre que de la diminution du nombre ou de l'atrophie plus ou moins prononcée des faisceaux musculaires.

Ce fait contraste avec ce que l'on sait des *paralysies proprement dites* ou *par défaut d'action nerveuse*. Soit, par exemple, une paralysie des membres inférieurs déterminée par une compression s'exerçant sur un point limité de la moelle épinière à la région dorsale ; l'inertie motrice occasionnée dans les membres inférieurs par la suppression de l'action cérébrale pourra être complète, absolue, et cependant les muscles, en pareil cas, ne souffriront pas dans leur nutrition ou ne souffriront qu'à la longue, par le fait de l'inaction prolongée.

Dans les amyotrophies spinales, deutéropathiques, en raison de la combinaison habituelle d'une lésion des faisceaux blancs avec la lésion de la substance grise, il est de règle qu'un degré plus ou moins prononcé de paralysie par suppression de l'action nerveuse s'ajoute aux effets de l'amyotrophie, ce qui n'a pas lieu, du moins au même degré, dans l'amyotrophie protopathique où la substance grise est seule affectée.

c) Un autre fait, digne d'être relevé, est le suivant : le muscle, même quand il est parvenu à un degré avancé d'atrophie, conserve sa contractilité électrique faradique normale. La diminution ou l'abolition de cette contractilité ne se manifestent que dans les phases ultimes, alors que l'atrophie est portée à son comble. C'est là un caractère qui tranche considérablement avec ce que nous savons des amyotrophies spinales aiguës où, dès les premiers temps et avant même que le volume du muscle ait décelé par ses changements une altération appréciable, la contractilité faradique est déjà remarquablement modifiée.

d) Il importe dans la description de ne pas oublier les *secousses fibrillaires*. Ces secousses se produisent spontanément, mais on peut en provoquer souvent l'apparition à l'aide d'un léger choc porté sur le muscle. Elles consistent, permettez-moi de le rappeler, en ce que la peau, qui recouvre le muscle atteint, paraît tout-à-coup soulevée par de petites cordes très-fines, qui se dessinent dans la direction des principaux faisceaux musculaires. Quelquefois tout-à-fait partielles et localisées, elles sont, d'autres fois, assez énergiques pour mettre en mouvement un doigt, la main elle-même. Ces secousses fibrillaires n'appartiennent pas en propre à la forme protopathique. J'ajouterai, en outre, qu'elles se voient en dehors de l'atrophie musculaire progressive, chez des sujets sains. Elles constituent parfois, dans ce cas, un des symptômes d'une forme particulière d'hypochondrie, assez fréquente, soit dit en passant, chez les étudiants en médecine

e) Je dois signaler, mais pour les écarter du tableau, d'autrés symptômes qu'à mon sens on a compris à tort dans la description de l'atrophie musculaire vulgaire. Les douleurs spontanées, continues et névralgiques, les douleurs paroxystiques fulgurantes, mentionnées par quelques auteurs, appartiennent aux formes deutéropathiques (sclérose postérieure, sclérose symétrique latérale, pachyméningite).

J'en dirai autant de l'anesthésie et de l'hypéresthésie cutanées. Elles sont étrangères à l'atrophie simple. Il en est de même, d'après mes observations, des douleurs provoquées par la pression qui traduisent une exaltation de la sensibilité des masses musculaires.

f) Enfin, je dois consigner dans la symptomatologie de l'atrophie spinale protopathique, les *déformations* ou mieux les *déviations* qui résultent forcément de l'affaiblissement des muscles atrophiés et de la prédominance que prennent en conséquence les muscles antagonistes. C'est de la sorte que se produisent, pour ne parler que des mains, des déformations variées, connues sous le nom de *griffes*.

En somme, ce sont là des *déviations paralytiques* qu'il ne faut pas confondre avec les déformations par *contracture*, qui se montrent dans certaines formes deutéropathiques et y jouent un rôle intéressant comme cela se voit, entre autres, dans la sclérose latérale amyotrophique.

B. Après cette énumération des symptômes qui s'observent sur chacun des muscles malades, considérés en particulier, nous devons fixer l'attention sur quelques caractères tirés du mode de progression et de répartition que présentent les lésions musculaires dans leur envahissement successif. Dans cet ordre, nous avons à signaler un certain nombre de phénomènes d'une utilité incontestable pour la distinction nosographique.

1° Dans l'immense majorité des cas, l'amyotrophie progressive spinale protopathique débute par un des membres supérieurs, le droit surtout ; elle commence par la main et remonte à l'avant-bras, au bras, à l'épaule, gagnant ensuite le tronc. Dans la règle, elle ne s'étend aux membres infé-rieurs — remarquez bien ce fait que nous aurons à utiliser bientôt — que lorsque le mal est parvenu à ses dernières limites. Je vous ai montré maintes fois, dans cet hospice, des sujets atteints de longue date d'atrophie musculaire protopathique, dont les membres supérieurs étaient, de même que le thorax, réduits à l'état squelettique, tandis que les membres inférieurs, peu ou point affectés, permet-taient, à peu près comme dans les conditions normales, la station debout et la marche.

2° L'envahissement primitif du tronc est beaucoup plus rare. M. Duchenne l'a noté dans une douzaine de cas seu-lement ; les membres supérieurs, alors, sont pris en second lieu.

3° Enfin, il convient d'indiquer, comme un mode d'inva-sion tout-à-fait exceptionnel, très-rare dans l'atrophie vul-gaire — ce sera l'inverse dans quelques atrophies deutéro-pathiques, celui où les muscles des membres inférieurs sont lésés avant tous les autres. M. Duchenne déclare n'avoir rencontré ce mode de début que deux fois sur 159 cas. A la vérité, M. Hammond, dans un traité récent (1), dit qu'il l'a observé 8 fois sur 29 ; mais, si j'en juge par un des exem-ples qu'il rapporte, les faits qui ont servi à édifier cette statistique, s'écartent singulièrement du type classique. Il s'agit, dans le cas auquel je fais allusion, d'un homme qui, après avoir accusé quelques troubles de la vision et avoir éprouvé pendant longtemps des fourmillements ainsi que des douleurs (*electric pains*) dans les membres inférieurs, présenta une atrophie progressivement croissante, et à un moment devenue considérable, des muscles de ces mem-bres. Cette atrophie, si profonde qu'elle fût, des masses

---

(1) W. A. Hammond. — *A Treatise on diseases of the nervous system.* p. 666, fig. 31. New-York.

musculaires, ne s'opposait pas d'une façon absolue à la station et à la marche. Je ne puis m'empêcher de voir, dans ce cas, un exemple d'ataxie locomotrice ; on sait que dans cette affection l'atrophie progressive des membres frappés d'incoordination motrice n'est pas une complication très-rare.

C. On peut avancer que, dans les conditions régulières, la marche de la maladie est très-lente : c'est par exception que, envahissant prématurément tous les muscles qui servent au mécanisme de la respiration (muscles intercostaux ou diaphragme, ou encore les nerfs bulbaires, combinaison dont nous parlerons en un lieu spécial), elle se termine au bout de deux à cinq ans. Je le répète, dans les conditions habituelles, l'atrophie vraie dure 8, 10 ans sous forme partielle, 18 ou 20 ans même, alors qu'elle s'est depuis longtemps généralisée à tous les muscles.

D. Un mot maintenant concernant l'*étiologie*. Ce qu'on a écrit sur la *consanguinité* ou de l'*hérédité*, en tant qu'élément étiologique de l'atrophie musculaire progressive, me paraît, d'après la critique des textes à laquelle je me suis livré, appartenir à l'amyotrophie spinale protopathique. Celle-ci, ajouterai-je, ne reconnaît guère de *causes occasionnelles*.

Les *amyotrophies spinales*, appelées *rhumatismales*, parce qu'elles semblent déterminées par l'impression du froid, sont si je ne me trompe du ressort de la myélite chronique, de la pachyméningite ou de la sclérose latérale.

Celles qui surviennent en conséquence d'une *cause traumatique*, d'un coup porté sur le dos, comme chez le malade de M. Gull (1), du poids d'une balle de coton trop lourde, comme chez le malade de M. Roberts, etc., sont vraisemblablement aussi relatives à la myélite (2).

---

(1) W. Gull. — *Progressive atrophy of the muscles of the trunk an upper Extremities after a Blow on the Neck with the fist*. In *Guy's Hosp. Reports*. 1858, p. 195.

(2) W. Roberts. — Art. *Wasting Palsy*, in *R. Reynold's System of me-*

Mais, pour ce qui est de l'atrophie primitive, le rôle étiologique de la transmission héréditaire paraît très-important. Il a été relevé par tous les auteurs et récemment M. Naûnyn, professeur à Kœnigsberg, relatait l'histoire d'une famille où la transmission avait pu être suivie à travers cinq générations (1).

III.

Dans un exposé où il s'agit surtout de mettre en relief quelques caractères nosographiques fondamentaux, c'en est assez, Messieurs, pour le côté clinique. Nous avons recueilli, chemin faisant, des matériaux dont l'utilité ne saute peut-être pas aux yeux au premier abord, mais qui apparaîtra dans toute son évidence lorsqu'il faudra établir tout à l'heure comment les amyotrophies deutéropathiques se distinguent de l'amyotrophie protopathique, non seulement au point de vue anatomique, mais aussi par tout l'ensemble des autres caractères pathologiques.

Actuellement, il convient de vous faire connaître ce qu'on sait sur *l'anatomie pathologique* de l'amyotrophie progressive spinale protopathique.

1° Nous commencerons par ce qui est relatif à la *moelle*. La lésion, dont il s'agit, porte nécessairement sur les grandes cellules motrices.

La névroglie peut être, elle aussi, affectée ; mais, en pareil cas, l'altération reste systématiquement circonscrite dans les cornes grises antérieures : les faisceaux blancs sont absolument respectés.

La lésion de la névroglie est de nature inflammatoire : ainsi les vaisseaux de la substance grise sont plus volu-

---

dicine, p. 168. — D'autres exemples d'atrophie progressive des muscles survenue à la suite de causes traumatiques ont été cités par Bergmann (*St-Pétersbourger Med. Zeitsch.*, p. 116, 1864, Thudicum et Lockhart-Clarke (*Beale's Archives of medicine*, 1863).

(1) *Berlin. Klin. Wochens.*, n° 42, 1873.

mineux que de coutume et leurs parois sont épaissies. Les éléments cellulaires de la gangue conjonctive présentent les traces manifestes d'un travail de prolifération. Des corps granuleux, en nombre variable, se rencontrent sur les préparations faites à l'état frais. Lorsque ces altérations de la névroglie sont très-accentuées, la corne grise peut offrir une réduction dans tous ses diamètres (*Fig. 11*).

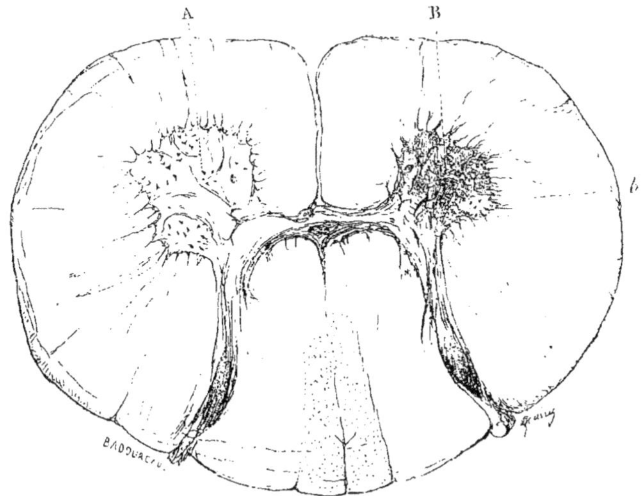

Fig. 11. — *Coupe de la moelle épinière à la région cervicale dans un cas d'atrophie musculaire protopathique.* — A, Corne antérieure gauche. (Les cellules nerveuses ont persisté, mais présentent des altérations qualitatives.) — B, Corne antérieure droite (Atrophie presque complète des cellules nerveuses, un seul petit noyau ganglionnaire (*b*) persiste).

Pour ce qui est des cellules nerveuses, ce sont tantôt les caractères de l'atrophie pigmentaire (*Fig. 10*, C, D, p. 184), tantôt ceux de l'atrophie scléreuse (*Fig. 10*, E, p. 184) qu'on y observe.

En somme, nous retrouvons ici, dans le mode chronique, les altérations que nous avons décrites à propos de la paralysie infantile, et il y a lieu de supposer, comme dans ce dernier cas, que la limitation des altérations aux cornes antérieures de substance grise a sa raison dans cette circonstance que les éléments ganglionnaires sont le siége primitif du mal (1).

D'après la considération des caractères anatomiques, la forme d'atrophie musculaire progressive, dont il s'agit, pourrait être désignée sous le nom de *téphro-myélite chronique parenchymateuse*.

Les observations sur lesquelles s'appuie la description anatomo-pathologique qui vient d'être présentée, ne sont pas nombreuses encore. Il n'en existe guère, pensons-nous, que six ou sept au plus. — Nous citerons parmi elles, un fait de M. Lockhart-Clarke, un autre de M. Duménil, de Rouen (2), un cas très-important de M. Hayem (3); trois observations recueillies à la Salpétrière, dans mon service (4), et, enfin, un fait très-régulier à tous égards, ob-

---

(1) Voir Leçon IX, p. 165 et Leçon X, p. 181.

(2) Malheureusement, dans les cas de L. Clarke et de Duménil, l'état de la substance blanche spinale n'est pas indiqué d'une façon explicite.

(3) Hayem. — *Note sur un cas d'atrophie musculaire progressive, avec lésions de la moelle.* — *Archives de physiologie*, 1869, p. 79.

(4) Voici le sommaire de deux de ces observations qui seront bientôt publiées *in extenso* dans les *Archives de physiologie*. La troisième figure déjà dans ce recueil (année 1870, p. 247). Je l'ai présentée comme un exemple de paralysie glosso-laryngée.

OBSERVATION I, recueillie par M. Gombault. — A. Duc..., institutrice, âgée de 56 ans, entrée à la Salpétrière le 24 juin 1872, morte le 26 septembre de la même année — a beaucoup souffert du froid et de la fatigue pendant le siége. — Début en avril 1871, par un affaiblissement progressif du membre supérieur gauche. — Embarras de la parole à peu près à la même époque. — Pas de douleurs, pas de contracture dans les membres. — État actuel en juillet 1872 : torticolis paralytique très-accentué avec courbures de compensation dans le reste de la colonne rachidienne. — Symptômes de paralysie labio-glosso-laryngée avec atrophie manifeste de la langue. — Gêne très-prononcée de la déglutition. — Les deux *membres supérieurs*, surtout le gauche, sont pendants, inertes, sans contractures. Les masses musculaires y sont atrophiées à peu près uniformément partout, contractions fibrillaires très-prononcées. — La contractilité faradique non modifiée. A la main, disparition presque complète des éminences thénar et hypothénar. Il n'existe pas de déformation en griffe. — *Membres supérieurs* non atrophiés : la station et la marche ont été possibles presque jusqu'au dernier moment. — Mort rapide par le fait d'une pneumonie lobulaire.

État de la moelle épinière à l'autopsie. — Renflement cervical : à l'état frais des corps granuleux existent en abondance exclusivement dans l'aire des cornes antérieures. Les cellules nerveuses motrices présentent là tous les degrés possibles de la dégénération pigmentaire. Sur les coupes durcies, on retrouve cette même altération des cellules nerveuses. Beaucoup d'entre

servé récemment dans le service de M. le professeur Vulpian, par M. le Dr Troisier (1).

Ce petit chiffre de faits compose néanmoins un ensemble solide. Toutes les observations contradictoires, c'est-à-dire celles dans lesquelles l'amyotrophie progressive se serait montrée conforme au type clinique Duchenne-Aran, sans l'accompagnement des lésions spinales qui viennent d'être décrites, sont, je crois m'en être assuré, des observations qui pêchent, soit par le côté clinique, soit par le côté anatomique. Eu égard à ce dernier point, Messieurs, je vous ferai remarquer que la lésion spinale de l'amyotrophie progressive protopathique, de même que celle de la paralysie infantile, ne peut être reconnue sûrement que sur des coupes durcies et convenablement préparées. Toutes les recherches qui ne sont pas pratiquées suivant cette méthode, et dans de bonnes conditions de réussite,

---

elles ne sont plus représentées que par un amas globuleux de pigment. — Nombreux îlots de *désintégration granuleuse* dans l'aire des cornes antérieures. — *Les faisceaux blancs, et en particulier les faisceaux latéraux, ne présentent pas la moindre trace d'altération.*

Obs. II, recueillie par M. Pierret. — La nommée C..., entrée à la Salpétrière, le 18 février 1850, est morte le 14 avril 1874 à l'âge de 55 ans. — Début vers l'âge de 26 ans par le membre supérieur droit. — Extension lentement progressive de l'atrophie au membre supérieur gauche. — Les membres inférieurs ne sont affectés de manière à rendre la marche impossible que depuis 5 ou 6 ans. — Pas de contractures, pas de troubles de la sensibilité ; contractions fibrillaires très-accusées. Dans les derniers temps, tous les mouvements des membres sont devenus à peu près impossibles. — Mais l'atrophie des muscles est surtout prononcée au membre thoracique droit (main, épaule, avant-bras). La mort est survenue en conséquence d'une tuberculisation pulmonaire à évolution rapide. — *Examen de la moelle épinière durcie sur des coupes.* — Dans toute l'étendue de la moelle, mais surtout à la région cervicale, un grand nombre de cellules nerveuses des cornes antérieures ont disparu sans laisser de traces : celles qui résistent sont très-petites et offrent les degrés les plus avancés de la dégénération pigmentaire. — Au niveau de la quatrième paire cervicale, la corne antérieure droite a subi une réduction dans tous les diamètres ; la névroglie y est manifestement sclérosée ; les cellules nerveuses motrices ont disparu à l'exception d'un seul petit groupe (*Fig. 11, b*). — Les racines antérieures émanant de la région cervicale sont atrophiées ; on y trouve quelques tubes nerveux, présentant l'altération granulo-graisseuse.

(1) L'observation de M. Troisier a été publiée dans les *Archives de physiologie*, 1875, p. 236.

doivent être à ce point de vue considérées comme non avenues (1).

2° Les *racines nerveuses antérieures* et les *nerfs périphériques* sont affectés consécutivement à la lésion de la substance grise. Je vous rappellerai, à ce propos, que Cruveilhier avait considéré l'atrophie des racines antérieures comme le caractère anatomique de la forme d'atrophie musculaire dont il a contribué à élucider l'histoire et qu'il avait pour ainsi dire prévu que cette atrophie serait rattachée quelque jour à une lésion de la substance grise (2).

---

(1) M. Bamberger a publié (*Wiener Mediz. Presse*, n° 27, 28 juli 1869 et *Centralblatt*, octobre, n° 46, 1869), deux cas d'atrophie musculaire progressive dans lesquels l'autopsie, faite par M. Recklinghausen, n'aurait permis de reconnaître aucune lésion de la moelle épinière. Malheureusement la relation de l'autopsie, en ce qui concerne le système nerveux, n'est pas accompagnée, dans ces cas, de détails circonstanciés. Il n'est pas dit, entre autres, si l'examen microscopique a été fait sur des coupes durcies, — ce qui, dans l'espèce, est une condition absolument indispensable — et l'on ne mentionne pas d'une manière spéciale l'état des cellules des cornes antérieures. Nous croyons devoir rappeler encore une fois, que la moelle épinière peut, à l'œil nu, paraître tout-à-fait saine, alors que les cellules nerveuses de la substance grise ont subi cependant les plus profondes altérations. Nous ajouterons qu'en pareil cas, l'examen microscopique lui-même peut ne fournir aucun résultat décisif s'il ne porte que sur des pièces non durcies. — Les remarques qui précèdent s'appliquent de tous points à tous les cas, sans exception, que M. Friedreich a alignés dans son ouvrage récent (*Ueber progressive Muskelatrophies*, Berlin, 1873), contre la *théorie nerveuse* de l'amyotrophie progressive (Obs. I, II, IV, X et XVII). Je parle des observations recueillies par l'auteur lui-même; toutes datent d'une époque (de 1858-1867), où le rôle de l'altération des cellules nerveuses mêmes n'avait pas encore été mis en lumière, et nulle part l'état anatomique de ces cellules ne se trouve explicitement mentionné. — Je ferai remarquer d'ailleurs que plusieurs des observations rassemblées par M. Friedreich sous une même rubrique, ne méritent en rien la dénomination d'*atrophie musculaire progressive*, ce nom étant employé même dans son acception la plus large et la plus vague; ainsi les observations I et II ne peuvent guère être considérées que comme des exemples de paralysie spinale infantile, et l'observation VI, remarquable par le début fébrile et la marche rapide de l'affection, me semble se rapporter naturellement au type créé par Duchenne sous le nom de paralysie spinale de l'adulte. Un pareil laisser aller en matière de distinctions nosographiques, surtout dans une question par elle-même assez obscure, est au moins regrettable et ne peut qu'entretenir la confusion.

(2) Cruveilhier. — *Bulletin de l'Académie de médecine*, 1853. — Id. *Sur la paralysie musculaire atrophique*, 5° série, T. VII, janvier 1856.

Il importe de reconnaître que l'atrophie des racines antérieures ne pourra pas être, au même degré que dans la paralysie infantile, une atrophie destructive. Sans doute, dans
les racines émanant des régions de la substance grise et
plus profondément altérées, on trouve habituellement un
certain nombre de tubes nerveux vides de myéline, ou dans
lesquels la myéline est frappée, à un degré variable, de
dégénération granulo-graisseuse. Mais la majeure partie
de ces tubes peut être — c'est un fait dont je me suis assuré
encore dans un cas récent — conservée intacte, ou tout
au moins n'offrir d'autres altérations que celles de l'atrophie simple. Cette intégrité relative d'un très-grand nombre de tubes nerveux des racines antérieures se voit alors
même que celles-ci offrent, à l'œil nu, une apparence très-
grêle et une teinte légèrement grisâtre.

Le mécanisme, suivant lequel l'altération spinale retentit
sur les muscles dans l'amyotrophie progressive, semble
donc différer à quelques égards de celui qui s'observe
dans la paralysie infantile. Dans celle-ci, en effet, un certain nombre de tubes nerveux subissent les mêmes altérations qu'un nerf sectionné. Dans l'atrophie musculaire, il
n'est qu'un petit nombre de nerfs qui éprouvent ce sort,
et encore la destruction se produit-elle là peu à peu, progressivement, et n'est-elle définitivement accomplie que
dans les dernières phases du processus morbide. Les autres tubes de la racine nerveuse conservent l'intégrité de
leur constitution, au moins dans ce qu'elle a d'essentiel.

Quel est donc le mode suivant lequel, dans l'amyotrophie
progressive, s'effectue la lésion musculaire en conséquence
de la lésion spinale ? Je ne vois guère, à ce sujet, qu'une
hypothèse à proposer : c'est que le travail irritatif, dont les
cellules sont le siége, se transmet, par la voie des racines
nerveuses et des nerfs centrifuges, jusqu'aux faisceaux
musculaires qui, sous cette influence, subissent la lésion
trophique. L'atrophie est, ici, le phénomène primitif ; elle
ne s'accompagne pas tout d'abord de paralysie par inter-
ruption de l'influx nerveux parce que celui-ci peut se pro-

pager pendant longtemps encore par la voie des tubes nerveux émaciés, mais non détruits.

3° Il me reste, en dernier lieu, à vous exposer en quoi consistent ces *lésions musculaires* qui surviennent ainsi en conséquence des lésions du centre spinal. Je n'aurai pas à insister longuement sur ce point, car nombreuses sont les analogies qui relient les lésions musculaires de l'amyoptrophie spinale protopathique à celles de la paralysie infantile.

Ce sujet d'histologie pathologique a été, dans le temps, l'objet de controverses nombreuses, très-intéressantes à consulter au point de vue de la critique historique, mais qui, en dehors de ce domaine, ont perdu beaucoup de leur valeur.

Je rappellerai seulement que l'atrophie granulo-graisseuse d'un certain nombre de faisceaux est le fait qui avait frappé surtout les premiers observateurs, Mandl, Galliet, Lebert, Cruveilhier, Aran et Duchenne. Se fondant sur ces observations, M. Duchenne avait cru pouvoir caractériser la maladie anatomiquement en lui imposant le nom d'*atrophie musculaire graisseuse progressive*.

M. le professeur Robin intervint alors dans le débat et il fit remarquer avec raison que beaucoup des granulations qui apparaissent dans les faisceaux ne sont pas de nature graisseuse, puisqu'elles se dissolvent dans l'acide acétique en même temps qu'elles résistent à l'éther (1).

Vint ensuite M. Virchow qui réclama en faveur de la dégénération graisseuse et renchérit même sur les opinions déjà émises, en annonçant ce fait, fort exact, d'ailleurs, que la graisse ne prend pas naissance seulement au sein du faisceau musculaire, mais qu'elle envahit aussi parfois le tissu conjonctif interstitiel ou *périmysium*.

Il est facile de reconnaître aujourd'hui que, dans ce débat, on avait laissé passer à peu près inaperçu le fait essentiel. En effet, dans l'amyotrophie progressive spinale,

---

(1) Ch. Robin. — *Comptes rendus et Mém. de la Soc. de biologie*, 1854, p. 201.

comme dans l'atrophie infantile, la dégénération granulo-protéique, de même que la dégénération granulo-graisseuse des faisceaux musculaires, n'est qu'un phénomène *accessoire.* C'est ce que prouvent les observations de M. Hayem et les observations multipliées que nous avons pu faire à la Salpétrière.

Le fait capital, dans l'espèce, c'est une atrophie simple du faisceau musculaire avec conservation de la striation en travers. Celle-ci persiste jusqu'aux dernières limites. Cette amyotrophie, sur quelques points, s'accompagne d'ordinaire d'une prolifération plus ou moins marquée des éléments cellulaires du sarcolemme. Dans un certain nombre de faisceaux musculaires, la multiplication peut être poussée assez loin pour que les éléments de formation nouvelle s'accumulent dans la gaîne du sarcolemme de manière à la distendre et à refouler la substance musculaire. Celle-ci se segmente alors et prend l'apparence de petits blocs qui conservent toutefois, jusqu'aux dernières phases de l'altération, l'apparence striée.

Pour ce qui est des éléments cellulaires nouvellement formés, quelques-uns prennent le développement de cellules avec protoplasma, mais c'est le cas le plus rare. La plupart avortent dans leur évolution et tendent à s'atrophier, en même temps que la substance musculaire fragmentée se divise de plus en plus et quelquefois disparaît sans offrir la moindre trace de dégénération granulo-graisseuse. Toutes ces particularités ont été étudiées avec soin dans le travail de M. Hayem.

Enfin, le périmysium subit, lui aussi, dans une certaine mesure, un travail de prolifération qui constitue une sorte d'esquisse de la cirrhose musculaire. A son tour, la *lipomatose interstitielle* peut intervenir et aller même jusqu'à la *lipomatose luxuriante.* Ce dernier fait mérite d'être particulièrement mentionné parce que la surcharge graisseuse peut, pendant la vie, rendre méconnaissable l'existence de l'atrophie des masses musculaires et masquer ainsi le principal symptôme de la maladie.

Telles sont, Messieurs, les altérations musculaires dans

l'amyotrophie progressive protopathique. Nous allons voir qu'elles n'appartiennent pas en propre à cette forme pathologique et qu'elles se retrouvent avec les mêmes caractères dans les amyotrophies symptomatiques qui, maintenant, doivent nous occuper.

DOUZIÈME LEÇON.

Amyotrophies spinales deutéropathiques. — Sclérose latérale amyotrophique.

Messieurs,

Nous en avons fini avec la forme d'*atrophie musculaire progressive* qui relève d'une *lésion limitée systématiquement à la substance grise spinale antérieure ;* le moment est venu d'entrer dans quelques développements, à propos des *amyotrophies spinales* affectant le *mode chronique,* dans lesquelles la lésion centrale, ne reconnaissant plus une circonscription aussi étroite, occupe dans la moelle, en outre des cornes antérieures, soit la substance grise postérieure, soit divers faisceaux blancs.

Nous sommes convenus, vous ne l'avez pas oublié, d'appeler *deutéropathiques* les amyotrophies spinales de ce genre. Elles composent un ensemble complexe et encore peu élucidé. Mais, comme je vous l'ai fait pressentir, il est, dans ce groupe, une individualité qui, en raison de son importance clinique — à la vérité jusqu'ici à peu près méconnue — et en raison aussi des particularités anatomiques et physiologiques qni s'y rattachent, mérite d'être examinée de près.

Ici, la lésion spinale est constituée par une combinaison, si l'on peut ainsi dire, de l'altération obligatoire de la substance grise antérieure avec une *sclérose symétrique et primitive des faisceaux blancs latéraux.*

I.

Envisageons, tout d'abord, le côté anatomo-pathologique et entrons, en premier lieu, dans la description de cette singulière lésion des faisceaux blancs. Rien n'est plus original assurément et plus inattendu peut-être, pour quelques-uns d'entre vous, que cette lésion circonscrite en quelque sorte géométriquement dans une région des faisceaux blancs qui, à l'état normal, du moins chez l'adulte, ne se sépare par aucune ligne de démarcation appréciable du reste des cordons antéro-latéraux.

Mais la surprise cesse bientôt lorsqu'on fait appel aux notions fournies par l'étude du développement embryonnaire de la moelle épinière. En effet, on reconnaît alors aisément que la partie des cordons antéro-latéraux dans laquelle le processus inflammatoire peut ainsi se limiter systématiquement, forme pendant la vie fœtale et jusque dans les premiers temps de la vie extra-utérine, un système à part, distinct anatomiquement des autres faisceaux de la moelle épinière.

C'est là, Messieurs, un point de vue à peu près neuf, au moins dans ses applications à la pathologie. J'en ai touché un mot déjà dans la leçon qui a inauguré ce cours, mais je pense qu'il y a lieu d'y revenir aujourd'hui avec plus de détails.

Les résultats que je vais exposer, d'ailleurs très-brièvement, sont empruntés aux travaux de Budge, Küffer, L. Clarke, Kölliker, Flechsig et à ceux plus complets, sur certains points, qu'a entrepris récemment, à ma sollicitation, dans le laboratoire que je dirige, M. Pierret.

A. La moelle épinière n'est, vous le savez, dans les premiers temps de sa formation, qu'un anneau incomplet formé de substance embryonnaire. Aussitôt que le canal central est fermé en arrière, la masse embryonnaire tend à se séparer, par suite de l'apparition d'un sillon latéral, en deux parties l'une antérieure, l'autre postérieure, pour chaque moitié latérale de la moelle. Ainsi se trouvent ébauchés, en premier lieu, les rudiments des cornes antérieures (*Fig. 12, a*), et des cornes postérieures (*Fig. 12, b*) de substance grise. A chacune de ces parties est venue s'adjoindre, vers la fin du premier mois, une zone de substance blanche, laquelle est en connexion avec les racines nerveuses.

Ces zones, dans la nomenclature proposée par M. Pierret, portent les unes, le nom de *zones radiculaires antérieures* (*Fig. 12, a'*) ; elles entreront, chez l'adulte, pour une bonne part dans la constitution des faisceaux antéro-laté-

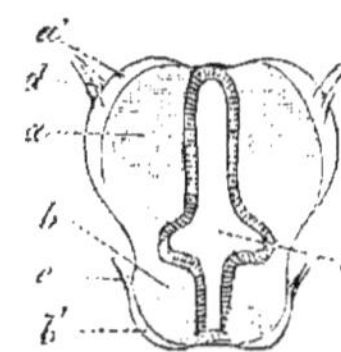

Fig. 12. — *Coupe de la moelle d'un embryon humain d'un mois.* — *a*, cornes antérieures. — *b*, cornes postérieures. — *c*, canal central. — *d*, racines antérieures. — *e*, racines postérieures. — *a'*, zone radiculaire antérieure. — *b'*, zone radiculaire postérieure.

raux; les autres s'appellent *zones radiculaires postérieures* (*Fig. 12, b'*). Avec l'adjonction des faisceaux de Goll, non encore développés à cette époque, elles formeront ultérieurement ce qu'on désigne d'ordinaire sous le nom de cordons postérieurs.

Les faisceaux latéraux n'existent pas encore ; on les voit

apparaître vers la 6ᵉ ou la 8ᵉ semaine dans le sillon qui sépare encore latéralement les deux parties de la substance grise, sous l'aspect de deux petites masses ou tubercules de substance embryonnaire, où les tubes nerveux ne se

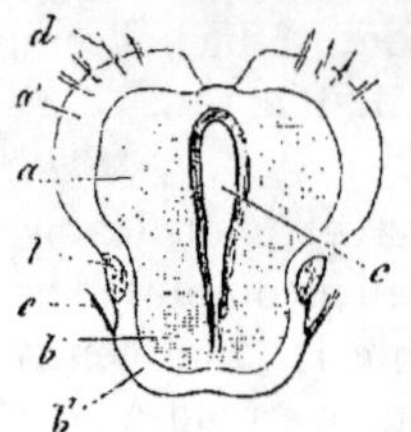

Fig. 13. — *C. de la moelle d'un embryon humain âgé d'un mois et demi. — a, b, c, etc., comme dans la figure 14. — l, cordon latéral.*

montreront que très-tard (*Fig. 13, l*). Vers cette même époque (c'est-à-dire la huitième semaine environ) se développent, dans le sillon qui sépare les zones radiculaires

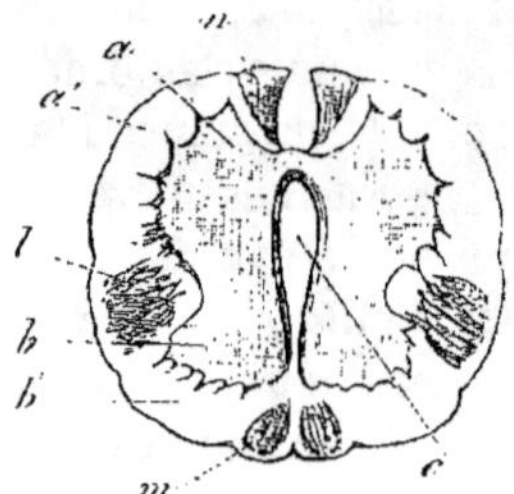

Fig. 14. — *C. de la moelle d'un embryon humain âgé de deux mois. — a, b, c, etc, comme dans la figure 12. — l, faisceau latéral. — m, développement des faisceaux de Goll. — n, développement des faisceaux de Türck (faisceaux antérieurs).*

postérieures, deux petites éminences symétriques qui ten-

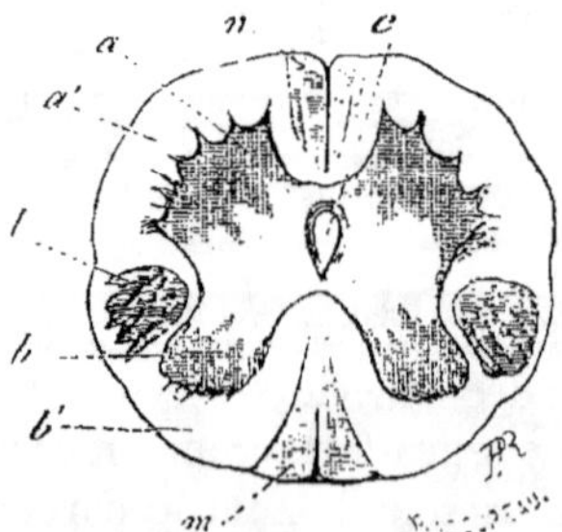

Fig. 15. — *C. de la moelle cervicale d'un embryon humain âgé de 12 à 15 semaines.— Même signification des lettres.*

dent à s'accoler et qui règnent dans toute la hauteur de la moelle : ce sont les faisceaux de Goll (*Fig. 14, m*).

En même temps, une formation analogue a lieu dans le sillon qui sépare les zones radiculaires antérieures. Elle est relative aux petits faisceaux que j'ai proposé de désigner sous le nom de *faisceaux de Türck* (*Fig. 14, 15, n*), et qui ne peuvent être suivis chez l'adulte au-dessous de l'extrémité du renflement cervical de la moelle.

Ainsi se trouve complété l'ensemble des pièces distinctes, qui, par leur réunion et leur fusion plus ou moins intime, composeront, à une époque plus avancée de la vie, les faisceaux antéro-latéraux tels qu'on les connaît chez l'adulte.

B. Mais les faisceaux latéraux devant seuls nous occuper aujourd'hui, je dois revenir plus particulièrement sur les caractères qu'ils présentent aux diverses phases de leur évolution. Par les progrès du développement, ils inclinent à se confondre : *en avant* avec les zones radiculaires antérieures, *en arrière* avec l'extrémité antérieure des zones radiculaires postérieures de manière à ne plus se distinguer bientôt ni des unes ni des autres.

Cependant, même après la naissance, chez le nouveau-né, on reconnaît encore, dans l'aire des faisceaux blancs, à certains caractères histologiques qui accusent un développement relativement moins avancé, la région qui appartient aux faisceaux latéraux proprement dits. Cette région se voit en arrière d'une ligne fictive transversale, qui passerait par la commissure, sous la forme d'un espace triangulaire correspondant à la partie la plus postérieure du faisceau antéro-latéral. Dans cet espace, la substance blanche se distingue par une teinte grisâtre, appréciable à l'œil nu. L'examen microscopique fait reconnaître que là les tubes nerveux à myéline sont rares, et que, au contraire la gangue conjonctive prédomine ; aussi ces parties se colorent-elles fortement par le carmin tandis qu'elles sont à peine teintées par l'acide osmique. Enfin, ces mêmes parties renferment, à l'état normal, une certaine proportion de cellules chargées de granulations graisseuses qui représentent dans la moelle ce que M. Parrot désigne sous le nom de *stéatose physiologique*.

J'ajouterai que, ainsi que le montre une planche du traité de Kölliker, un sillon plus ou moins prononcé dénote souvent chez le jeune enfant, à l'extérieur de la moelle, une séparation entre les faisceaux latéraux proprement dits et les faisceaux antérieurs. Mais, chez l'adulte, toute distinction s'efface; toutefois, il est juste de reconnaître que, même chez lui, les régions qui correspondent aux faisceaux latéraux sont marquées encore par le diamètre relativement petit des tubes nerveux et une certaine prédominance de la névroglie.

C'en est assez, je l'espère, Messieurs, pour faire ressortir l'indépendance que possèdent, sans conteste, dans les premiers temps de la vie au moins, les faisceaux latéraux de la moelle épinière; je dois compléter pourtant cet aperçu, en vous faisant remarquer que ce système se trouve représenté dans le bulbe, au-dessus de l'entrecroisement, par les pyramides antérieures et aussi dans la protubérance et dans l'étage inférieur des pédoncules cérébraux. Or, ces régions de l'isthme de l'encéphale et du bulbe qui sont en relation avec les faisceaux latéraux se distinguent, comme ceux-ci, chez le fœtus, par un développement tardif et incomplétement accompli au moment de la naissance.

II.

L'individualité, l'autonomie des faisceaux latéraux, déjà rendue manifeste par les considérations qui précèdent s'accuse encore nettement lorsque l'on envisage les faits appartenant au domaine pathologique. Vous n'ignorez pas, car c'est là un sujet qui nous a occupé l'an passé, qu'à la suite de la lésion unilatérale de certains départements de l'encéphale, toute une moitié du système des faisceaux latéraux subit isolément, à la fois dans le pédoncule, la protubérance, le bulbe et toute la hauteur de la moelle épinière, une lésion consécutive, qui se traduit bientôt histologiquement par les caractères propres à la sclérose des centres

nerveux. Dans l'isthme et dans le bulbe, la sclérose fasciculée peut être suivie jusqu'à l'entrecroisement, du même
côté que la lésion cérébrale. Au-dessous de l'entrecroisement, au contraire, elle occupe dans la moelle le côté
opposé. Cette lésion du système des faisceaux latéraux
est, en pareil cas, absolument isolée ; elle ne s'accompagne
en particulier, du moins dans la règle, d'aucune altération
de la substance grise antérieure ou des racines spinales
motrices et je rappellerai, à ce propos, que l'hémiplégie
avec contracture qui coexiste avec cette lésion est remarquable par l'intégrité de la nutrition dans les muscles
paralysés, tant que l'inertie fonctionnelle ne s'est pas trop
longtemps prolongée.

Dans le cas où la lésion cérébrale primitive occuperait
simultanément les points correspondants des deux hémisphères, le système des faisceaux latéraux serait naturellement lésé des deux côtés, à droite et à gauche dans toute
son étendue, aussi bien dans l'isthme que dans le bulbe et
dans la moelle épinière. Dans cette hypothèse qui, plus
d'une fois, a trouvé sa réalisation, il s'agirait par conséquent d'une *sclérose latérale symétrique, consécutive à
une lésion cérébrale.*

Mais la sclérose symétrique totale des faisceaux latéraux
peut survenir protopathiquement, primitivement, c'est-à-
dire sans aucune dépendance d'une lésion encéphalique
quelconque. C'est là un fait que L. Türk, en 1856, et moi-
même, dix ans plus tard, nous avons rendu évident et qu'il
convient actuellement de mettre en relief.

Ici, deux cas peuvent s'offrir : 1° La sclérose symétrique
primitive existe seule, sans complications d'une lésion de
la substance grise antérieure ; le trait le plus saillant dans
le syndrome relatif à la lésion, ainsi localisée, est une parésie des membres, des inférieurs surtout, marquée par une
contracture plus ou moins intense des muscles lesquels
conservent pendant longtemps tous les caractères indiquant

une nutrition normale. Cette lésion de la moelle épinière, entre autres circonstances, s'observe asssez fréquemment dans le cours de la paralysie générale progressive : C'est là une coïncidence qui a été signalée plus particulièrement par M. Westphal. 2° Mais il arrive assez souvent qu'une altération de la substance grise s'associe à la sclérose symétrique des faisceaux latéraux. Or, la combinaison de ces deux ordres d'altérations constitue justement le substratum anatomique de la forme pathologique sur laquelle je veux appeler votre attention. Les symptômes d'amyotrophie progressive se trouvent alors associés là à ceux qui relèvent de la sclérose latérale.

<h3 style="text-align:center">III.</h3>

Nous devons maintenant étudier de plus près, au point de vue anatomique, les altérations dont il s'agit. Dans la description qui va suivre, nous aurons à nous occuper successivement : 1° des lésions que présente le *système des faisceaux latéraux* dans les diverses régions de la moelle, dans le bulbe et dans l'isthme de l'encéphale ; — 2° des lésions concomitantes de la *substance grise* dans les mêmes départements des centres nerveux ; — 3° des lésions consécutives des *racines antérieures* et des *nerfs spinaux* ; — 4° enfin des *lésions trophiques des muscles*.

Sur le premier point, je serai bref, parce que je suppose connues les scléroses consécutives de cause cérébrale, dont les caractères anatomiques se confondent, à peu de chose près, avec ceux des scléroses primitives. Je me bornerai seulement à relever les points suivants.

A. Considérons, en premier lieu, ce qui se passe dans la *moelle*. — *a*) Sur des coupes transversales, à la région du renflement cervical, l'altération symétrique comprend une plus grande étendue en largeur que partout ailleurs. Ainsi, la région envahie par la sclérose s'étend en avant jusqu'au niveau, et même au-delà, de l'angle externe de la corne antérieure. En arrière, elle confine presque à la substance grise postérieure. En dehors, toutefois, elle est séparée constamment de la couche corticale de la moelle par un tractus de substance blanche restée intacte. (*Fig. 16*, A, A. — Voir aussi Pl. IV, *Fig. 1, 2, 5*; Pl. V, *Fig. 1* et *2*).

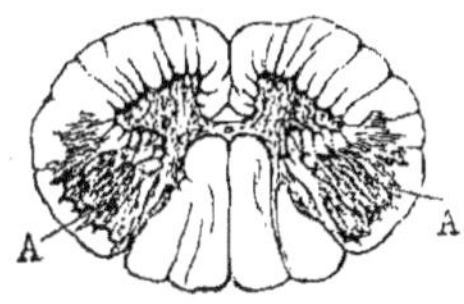

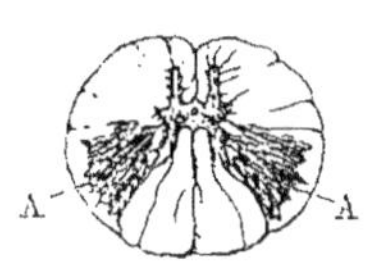

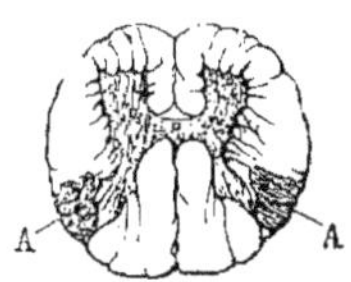

Fig. 16.

Fig. 17.

Fig. 18.

Fig. 16. — Coupe transversale de la moelle épinière passant par la partie moyenne du renflement cervical.

Fig. 17. — Coupe transversale passant par le milieu de la région dorsale.

Fig. 18. — Coupe transversale passant par le milieu du renflement lombaire.

Toutes les autres parties des faisceaux blancs sont respectées, à l'exception des petits faisceaux de Türck qui, dans certains cas, sont lésés symétriquement. Ces faisceaux, je le rappelle en passant, paraissent appartenir au même système que les faisceaux latéraux.

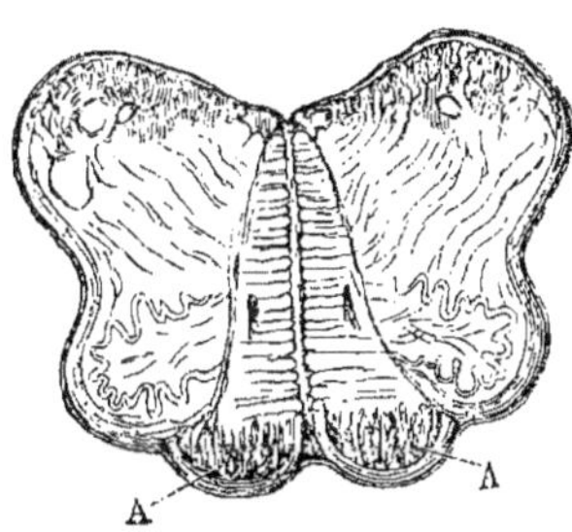

Fig. 19. — Coupe transversale du bulbe passant par la partie moyenne de l'olive. — A, A, pyramides antérieures sclérosées.

b) A la région dorsale, la lésion est plus circonscrite. (*Fig. 19.*) En avant, elle n'atteint même pas une ligne fictive transverse qui passerait par la commissure. En dehors, elle se rapproche de la zone corticale de la moelle dont elle n'est séparée que par une languette très-mince de substance blanche intacte.

c) Enfin, à la région lombaire, la lésion est moins étendue encore. Elle n'occupe guère que le quart postérieur des cordons latéraux. Il est à remarquer que, en dehors, elle touche à la zone corticale. (*Fig. 19*).

B. En second lieu, qu'observe-t-on dans le *bulbe* ? La lésion s'accuse là par l'envahissement des pyramides antérieures dans toute leur étendue en hauteur. (*Fig. 19*). Au-dessus, dans la partie inférieure de la protubérance, la lésion peut être suivie tant que les fibres provenant des pyramides sont encore réunies en faisceaux ; mais, plus haut encore, lorsque ces fibres se disséminent, on les perd aisément de vue.

Quelques auteurs ont poursuivi les lésions de la sclérose latérale primitive jusque dans le *pied* du pédoncule cérébral (étage inférieur du pédoncule) ; mais on ignore comment elle se termine là, c'est-à-dire du côté de l'encéphale. Toujours est-il que la capsule interne, qui semble n'être, pour une part, qu'un prolongement de l'étage inférieur du pédoncule, n'est cependant pas envahie.

IV.

Voilà pour ce qui concerne les altérations des faisceaux blancs. Il importe de relever actuellement, Messieurs, celles qui appartiennent à la *substance grise*.

Elles ne diffèrent en rien d'essentiel de celles que nous avons étudiées à propos de l'*atrophie musculaire spinale protopathique*. C'est déclarer qu'elles sont, ici encore, systématiquement localisées dans les cornes antérieures grises. Là, comme dans le premier cas, elles portent et sur la *névroglie* et sur les *cellules nerveuses motrices* qui sont, en plus ou moins grand nombre, dégénérées, atrophiées ou même complétement détruites. (Voir Pl. IV, *Fig. 4*).

Il est de règle que l'altération de la substance grise ne dépasse point l'aire des cornes antérieures : cette particularité est mise en évidence surtout par l'intégrité parfaite.

plusieurs fois constatée, des groupes cellulaires de la colonne de Clarke dans la région dorsale.

a) L'altération de la substance grise spinale, dans tous
les cas que j'ai observés, prédomine à la région cervicale de
la moelle épinière; elle est souvent très-prononcée encore
à la région dorsale; mais elle tend à s'atténuer à mesure
qu'on descend vers le renflement lombaire. Cette disposition de la lésion est en rapport avec une circonstance que
je ne manquerai pas de mettre en relief dans l'exposé clinique, à savoir que l'atrophie musculaire, dans la forme
nosographique qui nous occupe, porte rarement sur les
membres inférieurs. Ces membres sont paralysés et contracturés de très-bonne heure, ce qu'explique l'existence
de la sclérose latérale, mais leurs muscles ne sont pas ou
sont relativement peu atrophiés.

b) Les altérations de la substance grise de la moelle
épinière, de même que celles des faisceaux blancs, ont leur
pendant dans le bulbe. Vous n'ignorez pas, Messieurs, qu'il
existe, dans cette partie des centres nerveux, un certain
nombre de noyaux de substance grise que l'on considère
comme les analogues des cornes antérieures de la moelle
et par conséquent comme servant d'origine aux nerfs moteurs bulbaires. Cette affectation n'est guère douteuse, particulièrement en ce qui concerne les noyaux d'origine de
l'hypoglosse, du spinal et même du facial. Or, pour ne
parler que du premier, les grandes cellules multipolaires
qui le composent et qui ont, au point de vue morphologi-
que, tant d'analogie avec les grandes cellules motrices de la
moelle, se montrent atrophiées ou détruites en même temps
que la névroglie qui les englobe est sclérosée. (*Fig. 20*),
Mais je me contente, pour le moment, d'indiquer le fait,
afin de ne pas laisser entièrement dans l'ombre tout un
coin, fort intéressant d'ailleurs, du tableau. J'y reviendrai
quand j'étudierai les amyotrophies bulbaires et la paralysie
labio-glosso-laryngée.

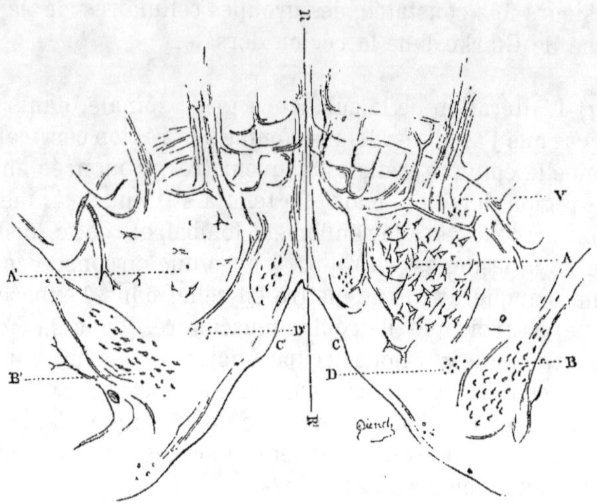

Fig. 20. — *Coupe transversale du bulbe, faite au niveau de la partie moyenne du noyau de l'hypoglosse.* — A, B, (à droite de la ligne fictive R, R') représentent l'état normal. — A, noyau de l'hypoglosse composé d'une agrégation d'une trentaine de grandes cellules multipolaires. — V, un vaisseau qui circonscrit en avant et en dedans le noyau. — C, plancher du quatrième ventricule. — D, *fasciculus teres.* — B, noyau du pneumogastrique. — A', B', etc., (à gauche de la ligne fictive R, R') représentent les mêmes parties dans un cas de sclérose latérale amyotrophique. On voit qu'il existe à peine cinq ou six cellules nerveuses intactes dans l'aire du noyau de l'hypoglosse. —A', *fasciculus teres.* — B', noyau du pneumogastrique ne présentant aucune altération appréciable.

V.

Il ne me reste plus qu'à vous entretenir des altérations qui se produisent consécutivement aux précédentes dans les *racines antérieures* et dans les *nerfs périphériques.* Je ne puis que répéter ici ce que j'ai déjà dit au sujet de l'atrophie musculaire spinale protopathique. Les tubes nerveux tout-à-fait vides de myéline sont rares dans les racines ainsi que dans les nerfs périphériques. Les tubes

granuleux sont en minorité. La plupart des tubes nerveux
sont conservés, seulement presque tous ont subi un certain
degré d'atrophie simple. C'est là un fait que nous devrons
faire ressortir lorsque nous traiterons de la pathogénie des
lésions musculaires consécutives.

VI.

Je puis me montrer encore très-bref, relativement à
ces *lésions trophiques des muscles*. Elles ne diffèrent pas,
d'une manière essentielle, de celles qu'on rencontre dans
l'amyotrophie spinale primitive. Seulement, le caractère inflammatoire de la lésion dans la sclérose latérale amyotrophique m'a paru plus accentué. Ainsi, l'hyperplasie du périmysium est plus manifeste et, dans un cas même, j'ai
vu avec M. Debove le tissu conjonctif interstitiel, infiltré
sur certains points d'un nombre considérable de leucocy-
tes.

Je relèverai expressément que la lipomatose interstitielle
des muscles se produit, dans l'amyotrophie liée à la sclérose latérale, tout comme dans l'amyotrophie vraie. Le
fait est intéressant pour ce qui est relatif à la langue, dont
les muscles, dans la sclérose amyotrophique, s'atrophient à
l'égal de ceux des membres, en conséquence de l'altération
des cellules du noyau de l'hypoglosse. La langue, cependant, en pareil cas, peut avoir conservé à peu de chose
près son volume normal et ne pas offrir à sa surface les
circonvolutions et les rides, animées de mouvements pour
ainsi dire vermiculaires qu'on y observe souvent. Dans
ces diverses circonstances, les faisceaux musculaires y sont
atrophiés. Cette conservation de la forme et du volume
de l'organe s'explique, dans les cas auxquels je fais allusion, par la lipomatose interstitielle. Dans un de ces cas,
j'ai constaté, avec M. Debove, l'existence d'une sorte de
cirrhose hypertrophique produite par la végétation excessive du *périmysium* tant interne qu'externe. (*Fig.21* et *22*.)

Après cet exposé des lésions propres à la sclérose latérale amyotrophique, il est dans notre plan de vous faire connaître les principaux symptômes qui la révèlent pendant la vie, dans le but de rechercher, autant que possible, le lien physiologique qui rattache les lésions aux symptômes.

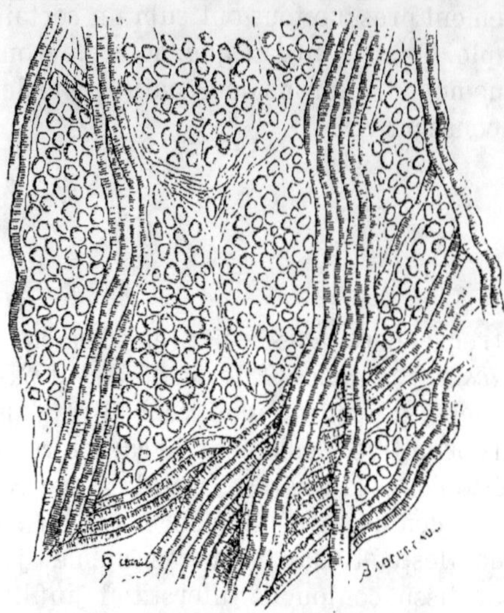

Fig. 21. — *Coupe de la langue.* Etat normal.

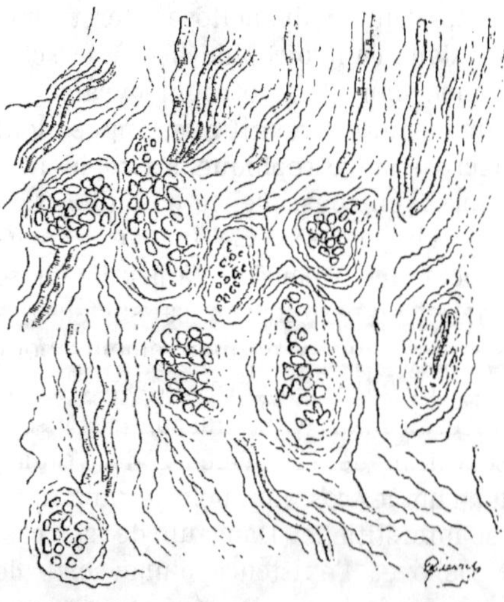

Fig. 22. — *Coupe de la langue* dans un cas de sclérose latérale amyotrophique avec paralysie labio-glosso-laryngée.

On peut avancer, d'une manière très-générale, que les symptômes auxquels je fais allusion sont de deux ordres : les uns sont en relation avec l'altération symétrique des faisceaux latéraux ; les autres relèvent de la lésion concomitante de la substance grise. C'est ce que j'essaierai de démontrer dans la prochaine séance.

TREIZIÈME LEÇON.

De la sclérose latérale amyotrophique. — Symptomatologie.

1.

Messieurs,

Après avoir décrit les altérations nécroscopiques propres à la *sclérose latérale amyotrophique*, il importe actuellement d'animer le tableau en vous montrant quel est l'ensemble des symptômes qui, pendant la vie, se rattachent à ces lésions.

J'espère établir, Messieurs, que cet ensemble symptomatique est assez frappant, assez caractéristique, pour qu'on puisse le distinguer aisément de celui qui relève de l'altération limitée à la *substance grise spinale antérieure.* Il me sera facile aussi, je le crois, de tracer ensuite une ligne de démarcation tranchée entre la *sclérose latérale amyotrophique* et les autres formes d'*atrophie musculaire spinale, deutéropathique.*

1° Je dois tout d'abord déclarer que les observations qui vont servir de fondement à ma description sont peu nombreuses encore, une vingtaine au plus. Mais, il y a lieu de remarquer que la même chose s'est présentée dans le temps à propos de l'*ataxie locomotrice progressive.* Et cependant le tableau clinique tracé par Duchenne (de Boulogne), à l'aide d'un petit nombre de faits, il y a bientôt vingt ans, n'a pas vieilli. Il subsiste tel quel, aujourd'hui encore, dans ses traits les plus essentiels, sans avoir subi de modifications profondes. Puisse la description que je vais présenter de la *sclérose latérale amyotrophique* éprouver le même sort !

La plupart des faits, dont je puis invoquer l'appui, ont été rassemblés par moi ou par mes élèves, à l'hospice de la Salpétrière. Il s'est agi, à l'origine, d'observations recueillies surtout au point de vue de l'anatomie pathologique (1). Les symptômes néanmoins avaient presque toujours été relevés avec quelque soin. Aussi, à un moment donné, devint-il possible, en comparant ces observations diverses, de saisir un certain nombre de traits fondamentaux, qui nous ont permis plus tard de reconnaître l'affection pendant la vie. Telle a été, du reste, l'histoire de la *sclérose en plaques disséminées :* on n'a connu, pendant longtemps, que les lésions singulières qui la caractérisent anatomiquement. Aujourd'hui, elle a pris rang dans la clinique usuelle.

---

(1) Les observations suivies d'autopsie, rassemblées par moi à l'hospice de la Salpétrière, sont au nombre de cinq. J'en donnerai plus loin l'exposé sommaire. Deux de ces observations ont été publiées avec détails, l'une par M. Joffroy et par moi (*Arch. de physiologie*, 1869, p. 356) ; l'autre, dans le même recueil (1871-72, p. 509), par M. Gombault, (Voy. à l'APPENDICE.)

En outre des faits qui me sont propres, j'ai trouvé dans différents recueils quelques observations plus ou moins parfaites, qui se rapportent de tous points à la forme pathologique en question et je les ai mises à profit.

Je citerai, en premier lieu, parmi les faits de ce groupe, les observations II et IV de l'excellent mémoire publié en 1867 par M. Duménil (de Rouen) sur l'atrophie musculaire progressive dans la *Gazette hebdomadaire*. Puis, je mentionnerai trois observations appartenant à M. Leyden. Elles ont été publiées, comme des exemples de *paralysie bulbaire* avec amyotrophie musculaire progressive, dans les *Archives de psychiâtrie*, dirigées par M. Westphall (1).

Je mentionnerai encore un cas inséré par M. Otto Barth dans le journal de Wunderlich (2) sous ce titre : *Atrophia musculorum lipomatosa*. L'auteur, peu soucieux des règles nosographiques, semble croire qu'il a eu là, sous les yeux, un exemple de *paralysie pseudo-hypertrophique* telle que l'entend M. Duchenne (de Boulogne). En réalité, l'autopsie, faite d'ailleurs avec beaucoup de soin, montre surabondamment que c'est bien la *sclérose symétrique et primitive des faisceaux latéraux* avec *lésions concomitantes de la substance grise antérieure* qui était en jeu. Un fait recueilli par le Dr Hun (3), un autre consigné par M. S. Wilks dans *Guy's Hospital Reports* (4) sont encore, à mon avis, des exemples de sclérose latérale amyotrophique. Enfin, je ferai rentrer encore dans la même catégorie deux observations publiées récemment, l'une par M. Lockhart Clarke (5), l'autre, par M. R. Maier, de Fribourg (6).

---

(1) E. Leyden. — *Ueber progressive Bulbär-paralysie*. In *Archiv für psychiatrie*. II. Bd. p. 648, obs. I, et p. 657, obs. II.— III. Bd. p. 338.

(2) O. Barth. — *Zur Kenntniss der Atrophia musculorum lipomatosa*. In *Archiv der Heilkunde*, 1871, p. 121.

(3) *American Journal of Insanity*, oct. 2, 1871, et *Centralblatt*, 1872, p. 429.

(4) Vol. XV. 1-46 et *Centralblatt*, p. 239, n° 15, 1870.

(5) J. Lockhart-Clarke. — *Progressive muscular atrophy accompagned by muscular Rigidity and Contraction of Joints : examination of the Brain and spinal Cord*. In *Medico-chirurgic. Transactions*, t. LVI, 1873, p. 163.

(6) R. Maier. — *Ein fall von fortschreitender Bulbär paralysie*. In *Virchow's Archiv*. 61° Bd. 1er heft, p. I.

En terminant cette revue des *documents à l'appui*, je dois dire, Messieurs, que M. Duchenne (de Boulogne), dans la nouvelle édition de son livre (1), a ouvert sous le titre de *Paralysie générale spinale diffuse subaiguë* un chapitre où figure un des cas recueillis à la Salpétrière, dans mon service, relatif à la *sclérose latérale amyotrophique*. Ce chapitre renferme, de plus, un grand nombre d'éléments hétérogènes qui n'ont pu être classés ailleurs. La plus grande partie des *amyotrophies spinales chroniques deutéropathiques* s'y trouvent rassemblées sous une même dénomination. Evidemment, ce ne saurait être là qu'un chapitre d'attente, une sorte de *caput mortuum* qui demande un remaniement complet.

A ceux d'entre vous qui seraient désireux de constater *de visu* les symptômes de la *sclérose latérale amyotrophique*, j'annoncerai qu'il existe en ce moment à la Charité, dans le service de M. Woillez, un pauvre maçon, âgé de 44 ans, qui présente, c'est du moins mon opinion, tous les caractères cliniques fondamentaux de cette affection (2).

II.

1º Un premier trait distinctif qui sépare déjà foncièrement la sclérose latérale amyotrophique de l'atrophie musculaire spinale primitive, c'est la rapidité relative de son évolution, considérée depuis le début des premiers accidents jusqu'à la terminaison fatale. Celle-ci ne se fait pas attendre, en moyenne, plus de trois ans et elle peut surve-

---

(1) *Electrisation localisée*, 3ᵉ édit. 1872, p. 469.

(2) Le malade a succombé depuis que cette leçon a été faite, à la suite de symptômes bulbaires. L'autopsie a été pratiquée par M. Voisin, interne du service. L'examen de la moelle conduit par M. Gombault, préparateur du cours d'anatomie pathologique, a fait reconnaître l'existence de la sclérose latérale symétrique, avec atrophie des cellules nerveuses motrices dans les cornes antérieures à la région cervicale de la moelle et dans les noyaux d'origine des nerfs bulbaires. Les préparations relatives à ce cas, ont été montrées au cours pratique de la Faculté.

nir beaucoup plus tôt, au bout d'un an, par exemple, tandis que les malades, atteints d'atrophie musculaire progressive spinale protopathique, peuvent vivre, vous le savez, pendant 8, 10 ans, 15, 20 ans même.

2° Durant cette période, comparativement courte, il est de règle que les quatre membres soient successivement et dans un assez bref délai frappés tous de paralysie avec atrophie, ou, pour ce qui concerne spécialement les membres inférieurs, seulement de paralysie. Le malade, après quelques mois, un ou deux ans, trois ans au plus, se voit confiné au lit, privé plus ou moins absolument de l'usage de tous ses membres. Mais, de plus, on voit régulièrement, — cela du moins est arrivé dans tous les cas que j'ai recueillis, — la maladie s'étendre au bulbe et, à peu près toujours, c'est à la paralysie des nerfs bulbaires, hypoglosse et pneumogastrique surtout, que doivent être rapportés les accidents qui déterminent la mort. Cela contraste avec ce que nous savons de l'atrophie musculaire progressive vulgaire puisque dans celle-ci, suivant la statistique de M. Duchenne, l'atrophie des muscles animés par les nerfs bulbaires ne se serait montrée que 13 fois sur 159 cas.

3° Les données fournies par la considération des *circonstances étiologiques* ne sont pas, quant à présent, — cela se comprend de reste en raison du petit nombre de faits particuliers qui peuvent être alignés — d'importance majeure. Je me bornerai aux remarques suivantes.

L'*hérédité* n'est pas signalée dans nos observations. L'*âge* auquel la maladie se développe varie entre 26 et 50 ans. Les *femmes* ont été plus souvent frappées que les *hommes*, contrairement à ce que l'on dit de l'atrophie protopathique, mais il est indispensable de faire remarquer que la plupart des faits de sclérose latérale amyotrophique ont été rassemblés à la Salpêtrière, c'est-à-dire dans un hospice où les femmes seules sont admises.

Un tiers peut-être des malades rapportent le développement de l'affection à l'influence du *froid* et de l'*humidité*, à laquelle ils ont été exposés par leur profession. Le maçon de la Charité invoque, à tort ou à raison, une chute qu'il a faite deux ou trois mois avant l'apparition des premiers symptômes, chute qui a eu pour résultat immédiat une fracture de la clavicule.

Je ne m'arrête pas plus longuement au côté étiologique qui ne pourra être sérieusement envisagé que dans un avenir plus ou moins éloigné. L'étiologie se fait surtout avec de grands chiffres et nous n'en sommes pas là encore, tant s'en faut.

4° Il est temps, Messieurs, d'en venir à l'analyse des symptômes. Ces symptômes sont de deux ordres :

A. Les uns sont communs à l'amyotrophie progressive vulgaire et à l'amyotrophie par sclérose latérale ; ce sont : *a*) l'atrophie progressive, envahissante, des masses musculaires ; — *b*) les contractions fibrillaires qui se montrent surtout dans la période active de l'atrophie ; — *c*) la conservation de la contractilité faradique que présentent jusqu'à la dernière limite, les muscles frappés d'atrophie.

B. Les autres symptômes sont tout à fait étrangers à l'amyotrophie spinale protopathique ; le premier d'entre eux consiste en une impuissance motrice, promptement développée qui, si elle ne précède pas toujours l'atrophie, est déjà souvent fort accusée alors que celle-ci n'est pas encore très-prononcée. On peut dire, d'une manière générale, que dans l'*amyotrophie protopathique*, l'impuissance motrice relève en grande partie de l'atrophie des masses musculaires, tandis que, dans la *sclérose latérale*, la paralysie domine certainement la situation : l'atrophie des muscles n'est là fréquemment qu'un fait consécutif ou même accessoire.

Voici maintenant un nouveau trait distinctif. Les membres, plus ou moins privés de leurs mouvements naturels, sont habituellement, dans la sclérose latérale, le siége d'une rigidité habituelle, résultant de ce qu'on appelle la *contrac-*

ture permanente spasmodique. C'est là un phénomène absolument étranger à l'atrophie primitive.

Enfin, dans cette dernière maladie, l'absence de troubles quelconques de la sensibilité est la règle, tandis que, dans l'autre, il est assez ordinaire que les malades éprouvent, ou aient éprouvé dans les membres affectés : 1º des douleurs spontanées plus ou moins vives, des engourdissements ou des fourmillements ; 2º et aussi des *douleurs provoquées par la pression ou la traction des masses musculaires.* J'insiste sur ce dernier phénomène que je n'ai point observé jusqu'ici dans l'amyotrophie progressive protopathique.

III.

Mais les véritables caractères de la forme pathologique, dont la description nous occupe, sont mis en relief surtout quand on considère le mode de répartition, d'enchaînement et d'évolution des symptômes.

a) La maladie *débute,* dans la grande majorité des cas, par les membres supérieurs, sans fièvre, le plus communément sans malaise appréciable, quelquefois à la suite de fourmillements et d'engourdissements.

Il s'agit, dès l'origine, d'un affaiblissement de la puissance motrice et quand celle-ci, pour la première fois, fixe sérieusement l'attention du malade, les muscles des membres affectés offrent en général, à cette époque déjà, un certain degré d'émaciation. Mais celle-ci, non plus que la parésie, n'est pas d'ordinaire circonscrite à une région limitée du membre, à quelques muscles de la main ou de l'avant-bras, par exemple : elle s'étend un peu partout, pour ainsi dire uniformément depuis l'extrémité du membre jusqu'à sa racine. Ce n'est plus cette atrophie individuelle des muscles que nous avons relevée à propos de l'atrophie musculaire vulgaire c'est, au contraire, une sorte d'émaciation générale, *d'atrophie en masse.*

Elle n'atteint jamais, dans les commencements, un assez

haut degré pour rendre compte à elle seule de l'impuissance motrice. En somme, il s'agit, dans ce cas, d'une véritable paralysie accompagnée ou plutôt suivie d'une atrophie plus ou moins rapide et plus ou moins généralisée du membre tout entier.

D'ailleurs, les muscles atrophiés, ou en voie d'atrophie, sont agités de mouvements fibrillaires souvent très-accusés et, comme dans l'atrophie simple, ils conservent, tant que l'atrophie n'est pas parvenue au plus haut degré, la contractilité faradique à peu près intacte.

b) En outre de l'émaciation des muscles, les membres paralysés et atrophiés sont bientôt le siége de déformations et de déviations plus ou moins accentuées.

Les *déformations*, pour une part, sans aucun doute, dépendent de la prédominance d'action de certains muscles moins profondément affectés que les autres (*déformations paralytiques*). Mais, tel n'est pas le cas pour la majeure partie d'entre elles; les déviations, dans la règle, sont

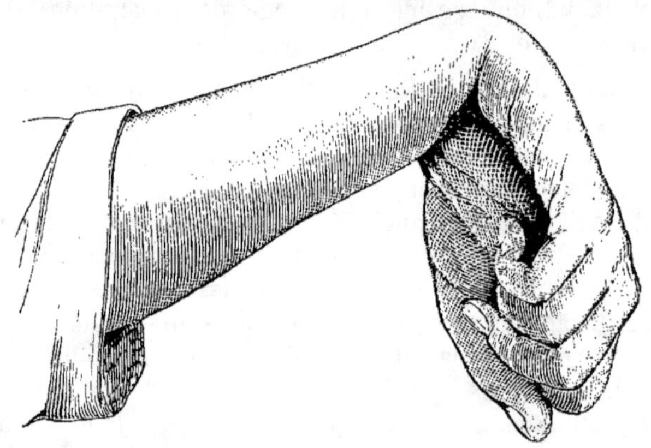

Fig. 25. — *Attitude de l'avant-bras et de la main* chez la nommée Tr., âgée de 58 ans, atteinte de sclérose latérale amyotrophique.

dues à la contraction spasmodique de certains muscles, à une véritable contracture qui rend rigides un grand nombre d'articulations. Ainsi, pour ne parler d'abord que du membre supérieur, voici quelle est l'attitude qu'il offre habituellement (*Fig. 25*).

Le bras est appliqué le long du corps et les muscles de l'épaule résistent quand on veut l'en éloigner.

L'avant-bras est demi-fléchi et, de plus, dans la pronation ; il n'est pas possible de l'amener dans la supination et dans l'extension sans employer une certaine force et sans provoquer de la douleur.

Il en est de même du poignet qui, lui aussi, est souvent demi-fléchi, tandis que les doigts sont recoquevillés vers la paume de la main (*Fig. 25*).

Ces attitudes forcées, les douleurs produites lorsqu'on essaie de les modifier, suffiraient déjà en quelque sorte, jointes à l'émaciation presque générale et uniforme des membres survenue en quelques mois, pour faire reconnaître qu'il ne s'agit pas, en pareille circonstance, de l'atrophie musculaire spinale primitive.

Je ne dois pas oublier de mentionner une autre particularité. Parfois, dans la sclérose latérale, les membres supérieurs parétiques, contracturés et atrophiés, ont néanmoins conservé encore quelques mouvements. Eh bien ! dans l'exercice de ces mouvements, par exemple l'élévation du bras tout entier, on voit le membre être pris d'une *trémulation* qui rappelle celle qu'on observe dans la sclérose en plaques disséminées et aussi chez certains sujets atteints, consécutivement à une lésion cérébrale en foyer, d'hémiplégie avec contracture. Cette trémulation, dans les deux derniers cas comme dans le premier, me paraît relever de la sclérose latérale, trait commun entre tous les trois.

Il n'est pas inutile de remarquer que, lorsque le mal est très-avancé, l'émaciation peut être portée à son comble : les éminences thénar et hypothénar sont tout-à-fait aplaties, la paume de la main excavée, l'avant-bras et le bras réduits presque à l'état de squelette. Généralement alors, la rigidité spasmodique devient moins prononcée, bien que les membres tendent à conserver l'attitude habituelle qu'ils ont conservée pendant longtemps.

Quelques malades ont la tête *pour ainsi dire fixée* par suite de la raideur des muscles du cou ; ils ne peuvent sans effort et sans douleur la fléchir ou l'étendre, la tourner soit à droite, soit à gauche.

Dans un cas que j'ai observé récemment, les muscles qui élèvent le maxillaire inférieur étaient contracturés au point que le mouvement d'écartement des mâchoires en était excessivement limité.

De même que dans l'amyotrophie progressive ordinaire, l'émaciation musculaire est quelquefois masquée, dans la sclérose amyotrophique, par une *lipomatose luxuriante*, laquelle donne du relief aux muscles atrophiés ; c'est ce dont témoigne, entre autres, le cas de M. O. Barth.

IV.

La forme de paralysie amyotrophique qui nous occupe s'accuse le plus souvent d'abord dans un des membres supérieurs ; puis, elle s'étend à l'autre de manière à donner bientôt l'image de ce qu'on appelle la *paraplégie cervicale*. Bien que la maladie ne date que de quatre, cinq, six mois, un an au plus, l'émaciation, est déjà parvenue à un degré qui ne se voit, dans l'atrophie musculaire protopathique, qu'à une période avancée, éloignée par exemple de deux ou trois ans du début.

Les choses peuvent rester à ce point durant deux, six ou neuf mois, rarement davantage. Après ce délai, les membres inférieurs se prennent à leur tour et, en règle générale, ils s'affectent, vous allez le voir, autrement que les membres supérieurs.

a) A l'origine, il s'agit là encore d'une parésie, précédée et accompagnée pendant quelque temps de fourmillements et d'engourdissements du membre. Mais cette parésie présente, dans l'espèce, ceci d'important à noter qu'elle n'entraîne pas nécessairement, comme la première, l'atrophie musculaire. Les muscles, au contraire, peuvent conserver jusqu'aux dernières périodes de la maladie un relief et une consistance qui contrastent singulièrement avec l'état des membres supérieurs.

Cette paraplégie offre ce premier trait particulier qu'elle ne se complique pas de paralysie de la vessie ou du rectum et qu'il n'y a aucune tendance à la formation des eschares.

Elle se distingue encore, vous allez le reconnaître, par d'autres caractères importants. La gêne dans les mouvements des membres inférieurs fait de rapides progrès. Le malade sent ses jambes lourdes, difficiles à détacher du sol. Bientôt, il ne peut plus marcher que soutenu par deux aides. Enfin, la station lui devient impossible et le voilà à peu près confiné au lit ou réduit à passer tout le jour assis dans un fauteuil. Quand les choses en sont arrivées là, un phénomène intéressant s'est déjà, en général, plus ou moins nettement accusé. Je veux parler de la *rigidité temporaire ou permanente* ou autrement dit de la *contracture spasmodique des muscles*, privés du mouvement volontaire. Déjà, depuis quelque temps, le malade avait remarqué que, étant au lit ou assis, ses membres inférieurs, de temps à autre, s'étendaient ou se fléchissaient malgré lui et conservaient pendant quelques instants cette attitude produite involontairement. L'extension est le fait le plus commun dans cette sorte d'accès ; elle peut aller jusqu'à déterminer une raideur comme tétanique qui rend les membres inférieurs semblables à des barres rigides, susceptibles d'être soulevés tout d'une pièce. Quelquefois, ils sont, en outre, agités d'une trémulation convulsive.

La rigidité s'exagère encore lorsque le malade, soutenu par deux aides, veut se lever et essaie de marcher. Alors, les membres inférieurs se raidissent à l'excès dans l'extension et dans l'adduction, en même temps que les pieds prennent l'attitude du pied bot varus équin. Cette rigidité souvent extrême, quelquefois peu accentuée (1), imposée à

---

(1) Je ne saurais dire pourquoi, dans certains cas, la rigidité des membres supérieurs ou inférieurs est peu prononcée, tandis que dans d'autres, au contraire, elle est un phénomène prédominant. Je n'ai jusqu'ici rien trouvé dans les conditions anatomo-pathologiques, qui puisse expliquer ces différences.

toutes les jointures des membres par l'action spasmodique des muscles, ainsi que la trémulation qui, habituellement, ne tarde pas à s'y ajouter, rendent impossibles la station et la marche.

Ce qui tout d'abord n'est qu'un phénomène transitoire, se transforme, au bout de peu de temps, en un symptôme permanent. La rigidité musculaire persiste alors sans cesse et sans trêve, dans les muscles fléchisseurs comme dans les extenseurs, bien qu'elle prédomine dans ces derniers. Il est difficile de provoquer de force la flexion des membres étendus et difficile aussi de provoquer l'extension des membres fléchis. D'habitude, à cette époque, si l'on redresse avec la main la pointe du pied étendu, on fait naître dans tout le membre une trémulation plus ou moins durable.

Ainsi, Messieurs, l'impuissance motrice tient moins à l'affaiblissement de l'innervation qu'à l'état spasmodique des muscles ; dans ceux-ci, d'ailleurs, la nutrition s'accomplit durant longtemps d'une manière normale. Ce n'est qu'à la longue qu'on les voit pris de mouvements fibrillaires et s'atrophier dans leur ensemble à l'exemple des membres supérieurs. En général, quand cette atrophie est poussée à un certain degré, la rigidité s'amoindrit sans jamais, toutefois, disparaître d'une manière complète.

L'envahissement précoce des membres inférieurs et la nature des phénomènes, dont ils sont le siége, est un trait qui tranche avec ce que nous savons de l'amyotrophie spinale primitive dans laquelle, vous vous le rappelez, ces membres ne sont envahis qu'aux périodes ultimes. Ils constituent, pour ainsi dire, les caractères d'une seconde période ; la troisième étant marquée, ainsi que nous allons le voir, par l'apparition des *phénomènes bulbaires*.

V.

L'apparition de ces derniers symptômes est en quelque

sorte obligatoire ; elle n'a jamais fait défaut quant à présent. Il s'agit là des phénomènes qui, par leur réunion, composent le *syndrome* désigné sous le nom de *paralysie labio-glosso-laryngée*. Nous ne ferons que signaler en passant cette phase du mal, car c'est là un sujet sur lequel nous devrons revenir lorsque nous traiterons en particulier des paralysies de cause bulbaire.

Je mentionnerai seulement, pour ne pas omettre tout-à-fait une des parties les plus curieuses du tableau, les symptômes suivants :

1° La paralysie de la langue amenant une gêne de la déglutition et une difficulté de l'articulation des mots pouvant aboutir à la perte absolue de la parole. La langue paralysée présente bientôt, en général, un certain degré d'atrophie : elle est rapetissée, comme ridée, et agitée de mouvements vermiculaires ;

2° La paralysie du voile du palais qui rend la parole nasonnée et concourt avec la paralysie laryngée à la gêne de la déglutition ;

3° Celle de l'orbiculaire des lèvres qui a surtout pour conséquence une modification des traits du visage. La bouche est considérablement élargie transversalement par suite de la prédominance d'action des muscles non affectés de la face. Les sillons naso-labiaux sont très-accentués. Ces différents symptômes donnent à la physionomie un air pleurard. La bouche, quelquefois, surtout après le rire ou les pleurs reste longtemps entr'ouverte d'une manière permanente et laisse s'écouler incessamment une certaine quantité de salive visqueuse ;

4° Enfin, en raison de l'envahissement des noyaux d'origine des pneumogastriques, des troubles graves de la respiration et de la circulation surviennent et entraînent la mort du malade, déjà affaibli de longue date par une alimentation insuffisante.

Je vais essayer, Messieurs, de résumer en quelques traits les caractères symptomatologiques de la *sclérose latérale amyotrophique*, considérée dans ce qu'on pourrait appeler les conditions normales.

1° Parésie sans anesthésie des membres supérieurs, accompagnée d'émaciation rapide de l'ensemble des masses musculaires et précédée quelquefois d'engourdissements et de fourmillements. La rigidité spasmodique s'empare à un certain moment des muscles paralysés et atrophiés et détermine des déformations permanentes par contracture.

2° Les membres inférieurs sont envahis à leur tour. Il s'y produit, en premier lieu, sans accompagnement d'anesthésie, une parésie qui, progressant promptement, fait que, en peu de temps, la station et la marche sont impossibles. A ces symptômes se joint une rigidité spasmodique, d'abord intermittente, puis permanente et compliquée parfois d'*épilepsie spinale tonique*. Les muscles des membres paralysés ne s'atrophient qu'à la longue et jamais au même degré que ceux des membres supérieurs.

La vessie et le rectum ne sont point affectés ; il n'y a pas de tendance à la formation des eschares.

3° Une troisième période est constituée par l'aggravation des symptômes précédents et par l'apparition des symptômes bulbaires.

Ces trois phases se succèdent dans un court espace de temps. Six mois, un an après le début, tous les symptômes se sont accumulés et plus ou moins fortement accentués. La mort arrive au bout de deux ou trois ans en moyenne par le fait des symptômes bulbaires.

Telle est la règle ; mais il y a, bien entendu, le chapitre des anomalies. Celles-ci sont peu nombreuses toutefois et ne changent rien d'essentiel au tableau que je viens de tracer. Ainsi la maladie, dans certains cas, débute par les membres inférieurs ; d'autres fois, elle se circonscrit dans ses commencements soit à un membre supérieur, soit à un membre inférieur ; parfois, elle reste limitée, durant quelque temps, à un côté du corps, sous forme hémiplégique. Enfin, dans deux cas, elle a débuté par les symptômes bulbaires. Mais ce ne sont là, je le répète, que des modifications accessoires. L'ensemble des symptômes caractéristiques ne manque pas d'être bientôt constitué.

Le *pronostic*, quant à présent, est des plus sombres. Il n'existe pas, que je sache, un exemple d'un cas où l'ensemble des symptômes que je viens d'indiquer ayant existé, la guérison ait suivi. Est-ce là un arrêt définitif? L'avenir seul le dira.

VI.

Il me reste, Messieurs, à rapprocher maintenant les lésions des symptômes et à rechercher, dans un court essai de *physiologie pathologique*, le lien qui les rattache les uns aux autres.

1° La parésie qui s'accuse dès l'origine et les contractures permanentes qui lui succèdent à bref délai, sont, sans conteste, sous la dépendance de la sclérose latérale et symétrique.

Je vous rappellerai que partout où se rencontre la sclérose latérale, la contracture se montre tôt ou tard plus ou moins prononcée. Ainsi : *a*) dans la *sclérose en plaques* ;— *b*) dans *l'hémiplégie cérébrale* avec *sclérose descendante consécutive* ; — *c*) dans les *myélites transversales* par compression ou spontanées lorsque la dégénération descendante latérale en est la conséquence ; — *d*) enfin, dans la *sclérose primitive des faisceaux latéraux sans atrophie musculaire*.

2° La parésie et la contracture précèdent l'atrophie, cela est établi cliniquement. Il y a donc lieu d'admettre que la sclérose latérale, dont elles relèvent, se produit avant la lésion de la substance grise antérieure à laquelle se rattache incontestablement l'amyotrophie.

Par quel mécanisme la lésion de la substance grise vient-elle se combiner à la lésion des faisceaux blancs ?

S'agit-il d'une simple propagation par extension se faisant de proche en proche à travers la névroglie?

Il est beaucoup plus vraisemblable que la propagation s'effectue par la voie des filets nerveux, qui, vous le savez, établissent normalement une communication entre les faisceaux latéraux et les cornes antérieures.

Le système des faisceaux latéraux tend à s'affecter dans son entier et cela très-rapidement. Mais la lésion ne l'envahit pas dans sa totalité d'un seul coup. Ainsi, autant qu'on en peut juger par les révélations de la clinique, elle intéresse tout d'abord le département qui est en relation physiologique avec les mouvements des membres supérieurs. Plus tard, elle gagne le département qui est en rapport avec les membres inférieurs ; enfin le groupe des faisceaux cérébro-bulbaires est envahi à son tour.

Il est remarquable que les altérations dont la première et la troisième circonscription sont le siége gagnent très-vite les parties correspondantes de la substance grise.

En effet, les muscles de la langue et ceux des membres supérieurs surtout commencent à s'atrophier fort peu de temps après l'apparition des symptômes parétiques. Il n'en est pas de même pour le système de faisceaux relatif aux membres inférieurs ; dans ces derniers cas, la parésie et la contracture persistent pendant longtemps sans que l'amyotrophie s'y adjoigne. Ce sont là des particularités que nous ne pouvons que signaler sans chercher à en donner, pour le moment, une explication plausible.

QUATORZIÈME LEÇON.

**Amyotrophies deutéropathiques de cause spinale (fin).
— De la pachyméningite cervicale hypertrophique, etc., etc.**

Messieurs,

Pour terminer l'histoire des amyotrophies de cause spinale, il me reste à exposer devant vous un certain nombre
de faits relatifs à ce sujet et qui n'ont pas trouvé leur place

dans les leçons qui précèdent. Cette tâche accomplie, j'aborderai l'étude des atrophies musculaires qui relèvent des lésions du bulbe rachidien.

I.

A la fin de la dernière séance, j'ai essayé de prouver, en me fondant sur les données de la clinique, que dans la sclérose latérale amyotrophique, la lésion symétrique des cordons latéraux, d'où résultent la paralysie et la contracture, se montre la première, tandis que l'altération de la substance grise antérieure, à laquelle se rattache l'atrophie des muscles, serait un phénomène consécutif. La propagation de la lésion inflammatoire des faisceaux blancs à la substance grise s'opère très-vraisemblablement, ajoutais-je, par la voie des tubes nerveux qui établissent, à l'état physiologique, entre les deux régions, une communication plus ou moins directe. Quelques-uns de mes auditeurs m'ont, à ce propos, présenté une remarque critique qui, incontestablement, n'est pas sans valeur. Pourquoi, m'ont-ils objecté, les scléroses dites descendantes, qui se produisent dans les faisceaux latéraux à la suite de diverses lésions en foyer, cérébrales ou spinales, ne retentissent-elles pas, à l'instar de la sclérose symétrique primitive, sur les cornes antérieures de manière à entraîner, elles aussi, le développement de l'atrophie des muscles dans les membres paralysés ?

C'est, en effet, un caractère des scléroses qui surviennent consécutivement aux lésions partielles du cerveau et de la moelle épinière que les muscles demeurent, dans la règle, indemnes de troubles nutritifs, ou tout au moins ne s'amaigrissent qu'à la longue, en conséquence de l'inertie fonctionnelle prolongée à laquelle sont condamnés les membres paralysés. Je ne suis pas en mesure, Messieurs, de résoudre la difficulté d'une façon catégorique. Je me bornerai à vous faire remarquer que la propagation des lésions à la substance grise dans les cas en question de sclérose latérale n'est pas, tant s'en faut, tout-à-fait sans exemple, et qu'alors, les muscles, dans les membres correspondants, subissent l'atrophie.

Ainsi, j'ai observé plusieurs fois des hémiplégies, de cause cérébrale, succédant par exemple à la formation d'un foyer d'hémorrhagie, lesquelles s'accompagnaient, contrairement à la règle commune, d'une atrophie plus ou moins prononcée des muscles dans les membres paralysés, survenant à une époque rapprochée du début apoplectique, et, dans quelques-uns de ces cas, l'autopsie a permis de s'assurer que la substance grise antérieure à laquelle il convient en pareille circonstance, suivant la théorie que j'ai exposée, de rapporter les altérations trophiques des muscles participait à l'altération scléreuse.

Le fait a été, entre autres, très-nettement constaté dans un cas dont j'ai rapporté autrefois l'histoire à la Société de biologie : il s'agit d'une femme âgée de 70 ans, qui fut frappée tout-à-coup d'hémiplégie gauche, occasionnée, ainsi que le démontra l'autopsie, par la formation d'un foyer hémorrhagique siégeant dans le centre ovale de l'hémisphère droit. La contracture survint très-rapidement dans les membres paralysés et, deux mois à peine après l'attaque, les muscles, tant du membre inférieur que du supérieur, commencèrent à s'atrophier en même temps qu'ils présentaient une diminution notable de la contractilité électrique. L'atrophie musculaire progressa rapidement et simultanément la peau de toutes les parties des membres paralysés, soumises aux plus légères pressions, se couvrit de bulles et même d'eschares.

L'examen de la moelle épinière fit reconnaître la sclérose descendante occupant le côté gauche et présentant les caractères habituels ; mais, en outre, sur plusieurs points des renflements cervical et lombaire, la corne grise antérieure du même côté offrait les marques d'un travail inflammatoire, et sur ces points un grand nombre des grandes cellules nerveuses motrices avaient subi une atrophie très-prononcée (1).

M. le Dr Hallopeau a recueilli à la Salpétrière, dans le service de M. Vulpian, un certain nombre d'observation s qui concordent de tous points avec la précédente.

J'estime encore que certaines atrophies musculaires plus ou moins rapides, qui se produisent dans les membres paralysés en conséquence de la myélite transverse dorsale, reconnaissent le même mécanisme bien que la réalité de la lésion de la substance grise, en pareil cas, n'ait pas été, que je sache, jusqu'ici vérifiée *de visu*. Je vous ai cité, à l'occasion des plaies de la moelle épinière, une observation qui semble devoir se prêter à cette interprétation.

Toujours est-il, Messieurs, que dans les scléroses spinales consécutives, le retentissement sur la substance grise est un fait exceptionnel tandis que, dans la sclérose symétrique, elle est un fait pour ainsi dire habituel et c'est là une différence dont on ne saurait, je crois, dans l'état actuel des choses, fournir une explication plausible (2).

II.

Mais je suis entré, je pense, dans des considérations suffisantes sur le compte de la sclérose latérale amyotrophique et il est temps, par conséquent, de commencer l'exposition de quelques autres formes *d'atrophie musculaire spinale deutéropathique*. L'une de celles dont la connaissance peut être, sans conteste, le plus utile dans la pratique, est celle qui se manifeste à titre de complication de la *pachyméningite cervicale hypertrophique*, état morbide,

---

qui, depuis plusieurs années, a fixé mon attention (1) et,
tout récemment, a été l'objet, de la part d'un de mes élèves,
M. Joffroy, d'une bonne monographie (2).

C'est là, Messieurs, cliniquement, un type assez bien accentué ; la symptomatologie en est assez précise d'ordinaire, pour que le diagnostic puisse se faire sans grande
difficulté. J'ajouterai, pour exciter davantage votre intérêt,
qu'il ne s'agit pas d'une affection nécessairement incurable
et l'on peut voir actuellement dans mon service une femme
qui, après avoir offert, pendant 5 ou 6 ans, tous les symptômes qui caractérisent la pachyméningite cervicale et
être demeurée, par ce fait, pendant une longue période,
confinée au lit dans une impuissance absolue, est capable
aujourd'hui de marcher et de se servir de ses membres
supérieurs pour exécuter quelques ouvrages. La guérison
est donc possible : à la vérité, c'est presque constamment
au prix de quelques infirmités, conséquences des difformités qu'entraîne à peu près fatalement la maladie.

A. Je vais vous donner tout d'abord quelques détails relativement aux *lésions*.

a) La pachyméningite cervicale hypertrophique, ainsi que
son nom l'indique, consiste en une *altération des méninges*, affectant plus spécialement la dure-mère. Quant au
siége de la lésion, il est variable ; mais c'est le renflement
cervical de la moelle qui paraît être, en quelque sorte, le
lieu d'élection. L'altération de la dure-mère est le fait primitif, et c'est la pachyméningite cervicale qui, seule, nous
occupe ici ; mais, plus tard, la moelle elle-même d'un
côté, et d'autre part les nerfs périphériques, qui
émanent du renflement cervico-brachial, sont pris à leur
tour.

Il est probable que ce n'est point là une maladie rare. Selon
toute vraisemblance, les faits publiés autrefois par Laen-

---

(1) *Soc. de Biologie*, 1871, p. 35.
(2) A. Joffroy. — *De la pachyméningite cervicale hypertrophique (d'origine
spontanée)*. Paris, 1873.

nec, Andral, Hutin, sous le nom d'*hypertrophie de la moelle épinière*, appartiennent à la pachyméningite cervicale. C'est que, en effet, quand on ouvre, dans un cas de ce genre, le canal rachidien, on est frappé de voir la moelle, au niveau du renflement brachial, se présenter sous l'aspect d'une tumeur allongée, fusiforme, occupant une hauteur de 6 à 7 centimètres et assez volumineuse pour remplir par conséquent et d'une façon complète le canal osseux.

Mais, en réalité, ce n'est pas une véritable hypertrophie de la moelle qu'on a sous les yeux ; car, sur les coupes transversales, convenablement pratiquées (*Fig. 24*), on

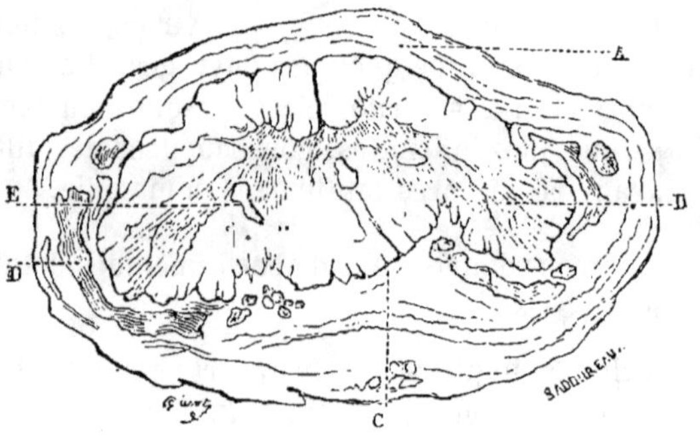

Fig. 24. — *Coupe transversale pratiquée à la partie moyenne du renflement central de la moelle épinière*, de A. Castala. (Pachyméningite cervicale hypertrophique, thèse de M. Joffroy, *loc. cit.*).
A, Dure-mère hypertrophiée. — B, Racines nerveuses traversant les méninges épaissies. — C, Pie-mère confondue avec la dure-mère. — D. Lésions de la myélite chronique. — E, Coupe des deux canaux de formation nouvelle creusés dans la substance grise.

reconnaît aisément que la moelle, loin d'être hypertrophiée, est au contraire aplatie d'avant en arrière, et que les méninges, épaissies, sont seules la cause de l'augmentation du volume apparent du cordon nerveux.

La pie-mère est affectée, elle aussi, mais à un bien moindre degré que la dure-mère. Celle-ci, examinée de plus près, se montre composée de nombreuses couches concentriques (elle peut atteindre six à sept millimètres) ; elle est altérée dans toute son épaisseur, ainsi que le prouvent les adhérences qui l'unissent habituellement, en dehors, au ligament vertébral, en dedans, à la pie-mère.

Quelquefois la *pachyméninge* hypertrophiée semble composée de deux couches : l'une externe, l'autre interne. Cette dernière, qui paraît de formation nouvelle, est constituée, par un tissu fibroïde, dense ; elle est donc tout-à-fait distincte de ces néo-membranes molles et très-vasculaires qui, dans la dure-mère spinale, de même que dans la dure-mère cérébrale (moins souvent, toutefois, dans celle-là que dans celle-ci), ont la propriété de donner naissance à des hématomes.

b) La *moelle épinière* participe à l'altération, et l'on y trouve tous les caractères d'une myélite transverse, irrégulièrement disséminée et pouvant attaquer indifféremment la substance grise centrale ou les faisceaux blancs.

c) Les *nerfs périphériques* sont atteints en conséquence de la lésion spinale, en tant qu'elle porte sur les trajets radiculaires et sur les cornes antérieures, et aussi dans leur passage à travers les méninges épaissies et enflammées. L'altération nerveuse périphérique affecte, en général, aussi bien les racines antérieures que les racines postérieures, circonstances dont il y aura lieu de tenir compte pour l'interprétation des symptômes (1).

B. Les développements qui précèdent montrent que la lésion n'est nullement systématique, et fait pressentir des variations dans les phénomènes cliniques. Cependant, je le répète, l'ensemble symptomatique est, en général, assez facile à caractériser.

---

(1) La participation des racines postérieures paraît être une condition nécessaire à l'existence des symptômes de la *période douloureuse*. Cela est bien mis en évidence dans une observation présentée récemment à la Société anatomique par M. Rendu. Dans ce cas, qui est un exemple de pachyméningite hypertrophique dorso-lombaire, les racines postérieures, en raison de la limitation des lésions méningées aux parties antérieures de la dure-mère, étaient épargnées et, en conséquence, les symptômes douloureux ont fait défaut (*Bulletins de la Société anatomique*, 1874, p. 598.)

a) Il n'est pas douteux que les méninges ne soient lésées, tout d'abord, et peu après les racines nerveuses. Les phénomènes en rapport avec cette double lésion composent une *première période* ou *période douloureuse*, qui dure deux ou trois mois, et dont l'importance ne saurait être trop mise en relief.

Il s'agit, en premier lieu, de *douleurs* extrêmement vives qui occupent la partie postérieure du cou, s'étendent jusque sur le sommet de la tête et se répandent aussi dans les membres supérieurs.

Ces douleurs sont accompagnées d'une sorte de *rigidité*, surtout marquée au cou qui est immobilisé, de manière à rappeler ce qu'on voit dans le mal de Pott sous-occipital (1). Elles sont à peu près permanentes, mais s'exaspèrent de temps à autre, sous forme d'attaque.

Elles retentissent souvent dans les jointures qui, d'habitude, ne sont néanmoins le siége d'aucun gonflement. On note encore, concurremment avec ces douleurs qui, par moments, peuvent se montrer très-vives, atroces même, des *fourmillements* et des *engourdissements* dans les membres supérieurs en même temps qu'il s'y produit un certain degré de parésie. Enfin, on voit quelquefois survenir du côté de la peau des *éruptions bulleuses* et *pemphigoïdes*.

b) Les symptômes qui précèdent paraissent, vous l'avez compris, relever surtout de l'irritation des nerfs périphériques.

De nouveaux phénomènes, qui constituent la *seconde période* de la maladie, ne tardent pas à se montrer ; ils semblent dépendre surtout de l'extension de la lésion méningée à la moelle épinière et aussi d'une altération plus profonde subie par les nerfs périphériques.

Les membres cessent d'être douloureux, mais, en revanche, ils se *paralysent* et les muscles *s'atrophient*. Cette atrophie porte à peu près également sur toute l'étendue du membre, mode qui rappelle celui que nous avons décrit

____
(1) Thèse de Michaud ; Paris, 1871.

lorsque nous vous avons entretenus de l'amyotrophie par sclérose latérale. Cependant, pour ne parler que de ce qui concerne l'avant-bras et la main, il est digne de remarque que, dans le pachyméningite, les muscles compris dans la sphère d'innervation du nerf radial et du nerf médian sont surtout atrophiés, tandis que ceux qui dépendent du nerf radial sont relativement respectés. Il résulte de cette prédominance de l'altération dans quelques groupes de muscles, une sorte de *griffe* où l'extension de la main prédomine. Cette griffe n'est pas l'apanage exclusif de la pachyméningite cervicale dans laquelle, du reste, elle ne se rencontre pas d'une manière constante ; mais, comme elle ne s'observe pas dans les autres formes d'atrophie musculaire spinale, elle n'en fournit pas moins un élément intéressant pour le diagnostic et vous savez qu'à ce point de vue rien n'est à négliger. (*Fig. 25*).

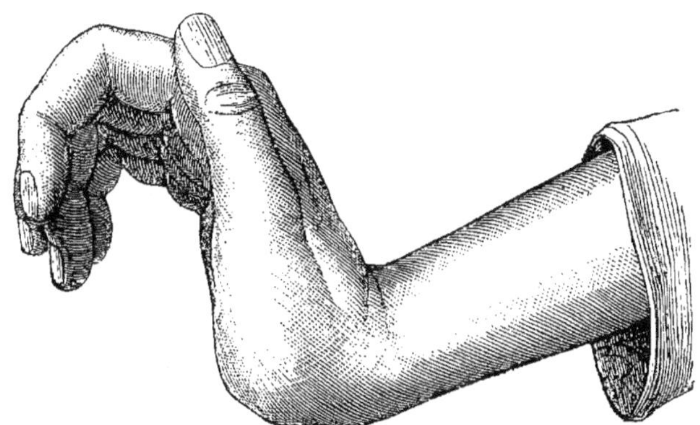

Fig. 25. — Attitude de la main dans la pachyméningite cervicale.

Quelle est la raison de cette indemnité relative des dépendances du nerf radial ? Je ne sais. S'il était établi que les filets d'origine des nerfs cubital et médian émergent de la moelle plus bas que ceux du nerf radial, on comprendrait ainsi que ces dernières puissent, dans la pachyméningite cervicale, rester en dehors du foyer morbide.

A ces symptômes viennent se joindre des *contractures* qui s'emparent des membres paralysés et atrophiés et souvent il se produit sur ces membres des plaques *d'anesthésies* qui peuvent s'étendre jusqu'à la partie supérieure du tronc.

Ce n'est pas tout encore; les *membres inférieurs* se paralysent à leur tour et plus tard se contracturent tout comme dans la sclérose latérale primitive; toutefois, en opposition à ce qui se produit dans cette dernière affection, la contracture des membres inférieurs, dans la pachyméningite, ne paraît se compliquer d'aucune atrophie musculaire.

Il ne me semble pas difficile de fournir la raison anatomique et physiologique de cette paralysie et de comprendre, à ce double point de vue, l'absence d'atrophie musculaire et l'existence, pour ainsi dire obligatoire, de la contracture, dans les membres paralysés. La paralysie motrice est ici déterminée par la formation du foyer de myélite transverse qui se produit consécutivement à la méningite. La rigidité spasmodique des muscles relève de la sclérose descendante qui, consécutivement à la myélite transverse, s'empare tôt ou tard des faisceaux blancs latéraux, et comme dans les cas de sclérose descendante consécutive, les cornes grises antérieures restant dans la règle, absolument indemnes, on comprend par là pourquoi la nutrition des muscles n'est pas directement intéressée.

Cette absence constante d'amyotrophie est un trait qui distinguera déjà la paraplégie qui accompagne la sclérose latérale amyotrophique, de celle qui se lie à la pachyméningite cervicale. J'ajouterai que, dans celle-ci, il peut se produire de l'anesthésie, des eschares à développement rapide, des troubles de la vessie et du rectum enfin, phénomènes qui font défaut dans la sclérose latérale amyotrophique.

Bien d'autres caractères distinctifs, en connexion avec des différences anatomo-pathologiques, permettraient encore, malgré les points de ressemblance qui les rapprochent, de séparer cliniquement, l'une de l'autre, les deux affections dont il s'agit. C'est ainsi que l'ensemble des symptômes qui constituent ce que j'appelle la *période douloureuse*, les anesthésies partielles disséminées, les éruptions bulleuses, appartiennent en propre à la pachyméningite ; tandis que, par contre, la participation du bulbe, fort rare dans cette dernière, paraît au contraire — nous l'avons dit — être un des éléments nécessaires de la sclérose latérale amyotrophique.

III.

C'en est assez sur la pachyméningite hypertrophique ; actuellement, je me propose de vous dire un mot concernant les amyotrophies qui surviennent quelquefois dans le cours de l'*ataxie locomotrice* et de la *sclérose en plaques*.

A. On sait que l'amyotrophie progressive, plus ou moins généralisée, n'est pas un accompagnement rare de la myélite scléreuse postérieure. Pour s'en convaincre, il suffirait de se reporter aux observations nombreuses où cette coïncidence se trouve signalée et en particulier à celles publiées par MM. Duménil (1), Virchow (2), Marrotte (3), Friedreich (4), Leyden (5), Foucart (6), Laborde (7), Pierret (8), et quelques autres. Il résulte de ces observations que, cliniquement, cette atrophie musculaire des ataxiques se distingue par quelques caractères spéciaux. Ainsi, elle ne présente pas le mode régulier d'envahisse-

---

(1) Duménil (de Rouen). — *Union médicale*, 1862, n° 17.
(2) *Virchow's Archiv*. Bd. VIII, hept. 4, 1855.
(3) Marrotte. — *Union médicale*, 11 juin 1852.
(4) Friedreich. — *Uber Degener atrophie der spinalen*. Hinterstrange *Virchow's Archiv*. Bd XXVI et XXVII, 1863.
(5) Leyden. — *Die grauve degener.*, etc. Berlin 1863.
(6) Foucart. — *France médicale*, etc. Novembre 1857.
(7) Laborde. — *Soc. de Biologie*, 1859.
(8) Pierret. — *Archives de physiologie*, t. III, 1870, p. 600.

ment, non plus que la marche pour ainsi dire fatalement progressive, propres à l'amyotrophie progressive. Parfois disséminées sur les parties du corps les plus diverses, les lésions musculaires restent d'autres fois limitées à des régions très-circonscrites, au pied, par exemple (Friedreich), à la jambe (Leyden), au dos (Leyden, Friedreich), à la nuque (Leyden), où elles peuvent n'occuper qu'un seul muscle ou même une partie d'un muscle. Si les éminences thénar et hypothénar sont quelquefois affectées (Foucart), elles res-

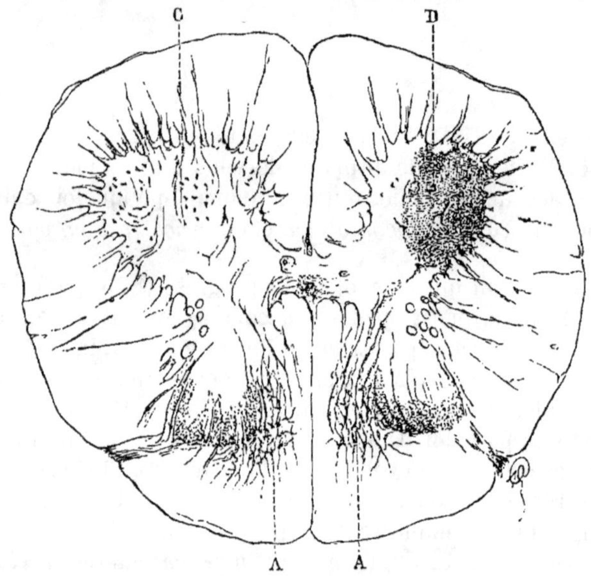

Fig. 26. — *Coupe de la moelle épinière à la région lombaire dans un cas d'ataxie locomotrice compliquée d'atrophie musculaire.* — A, sclérose de la zone radiculaire postérieure. — C, corne antérieure gauche saine. — D, corne antérieure droite atrophiée.

tent, dans un grand nombre de cas, parfaitement normales. Souvent les muscles des membres inférieurs, frappés d'incoordination motrice, sont seuls envahis (Laborde, Duménil). Dans le cas recueilli dans mon service, publié par M. Pierret, l'atrophie portait à la fois sur toute l'étendue du membre supérieur et du membre inférieur d'un même côté. (*Fig. 26*).

Ce mode de répartition des lésions musculaires est déjà très-particulier. Il faut ajouter que les symptômes de la sclérose postérieure tels que douleurs fulgurantes, troubles oculaires, incoordination motrice, etc., seraient toujours là présents, pour éclairer le diagnostic.

J'ai déjà signalé plusieurs fois le mécanisme suivant lequel, dans mon opinion, s'effectue, dans ces cas, l'envahissement des cornes antérieures. L'irritation se propage par la voie des faisceaux radiculaires internes, dont le trajet peut être anatomiquement suivi jusqu'à la substance grise antérieure (1). Tout récemment M. Hayem est venu donner, à cette interprétation, une confirmation expérimentale. L'arrachement des nerfs sciatiques, chez les lapins, a pour conséquence une déchirure qui se fait dans le trajet intra-spinal des racines postérieures. Il en résulte une inflammation qui se propage le long de ces racines jusqu'aux cornes grises antérieures, où les groupes de cellules nerveuses subissent consécutivement des altérations profondes (2).

Dans tous les cas connus, les symptômes qui se rattachent à la sclérose postérieure précèdent le développement de l'amyotrophie. Je ne crois pas qu'il ait été publié un seul exemple dans lequel l'amyotrophie se serait, au contraire, développée avant les symptômes tabétiques.

B. Je ne ferai que mentionner l'atrophie musculaire qui se surajoute quelquefois aux symptômes ordinaires de la sclérose en plaques. Elle survient, d'après mes observations, dans les cas où les plaques scléreuses qui, dans la règle, prédominent sur les faisceaux antéro-latéraux, envahissent les cornes grises et y produisent des altérations profondes.

---

(1) Charcot.— *Leçons sur les maladies du système nerveux*. t. II, p. 16.
(2) Hayem. — *Des altérations de la moelle, consécutives à l'arrachement du nerf sciatique chez le lapin. (Arch. de physiologie.)*

IV.

Je ne puis me dispenser d'arrêter un instant votre attention sur une autre forme de myopathie, que M. Duchenne (de Boulogne) a le premier décrite, il y a longtemps de cela, sous le nom de *paralysie générale spinale* et que, pour mon compte, je ne connais encore que cliniquement (1).

Cette affection, jusqu'à ce jour, n'a pas la place qui lui revient de droit dans la clinique usuelle. Pourquoi? Je ne saurais le dire, car les faits de ce groupe ne sont pas très-rares. C'est une lacune regrettable. Combien de fois, en effet, cette forme d'amyotrophie, presque toujours confondue avec l'atrophie musculaire progressive, n'a-t-elle pas été l'occasion d'erreurs dans le diagnostic et aussi, ce qui est plus grave, dans le pronostic ! Consulté sur un cas de ce genre, et croyant qu'il s'agit là de l'amyotrophie progressive vulgaire, vous portez le verdict d'incurabilité et quelques mois plus tard, le malade peut vous revenir complétement guéri. Est-il rien de plus propre à discréditer le médecin ?

Permettez-moi, en conséquence, de vous exposer, aussi succinctement que possible, les principaux caractères de la *paralysie générale spinale subaiguë*.

C'est une maladie de l'adulte, car elle se montre surtout vers 35 à 40 ans. L'hérédité ne paraît jouer aucun rôle dans sa production ; mais quelquefois, de même que dans tant d'autres affections spinales, on a consigné l'influence du froid, du séjour dans un lieu humide.

La paralysie générale spinale est envahissante, sans être pourtant fatalement progressive, et la guérison, une guéri-

---

(1) *De l'électrisation localisée*, 3ᵉ édition, 1872, p. 438.

son entière, ainsi que je le faisais pressentir tout-à-l'heure, peut être espérée. A part leur mode d'invasion et de progression, les accidents, qui constituent la maladie, reproduisent, avec assez de fidélité, vous allez le reconnaître, le type de la paralysie infantile.

La paralysie débute soit par les membres inférieurs, soit par les supérieurs, d'où il s'ensuit une marche tantôt ascendante, tantôt descendante. L'inertie motrice s'accompagne d'une flaccidité très-prononcée des parties.

Si l'on en excepte quelques fourmillements passagers, elle ne se complique d'aucun trouble de la sensibilité. Les fonctions de la vessie et du rectum sont respectées, quelle que soit l'étendue de la paralysie et il ne se produit jamais d'eschares.

L'atrophie, qui ne tarde pas à apparaître dans les membres paralysés, rappelle ce qu'on voit dans la paralysie infantile. Bien qu'elle prédomine sur certains muscles ou groupes de muscles, elle s'attaque cependant à toute l'étendue ou à toute une partie des membres. En même temps la peau, sur les régions paralysées et atrophiées, devient froide, cyanosée et comme momifiée.

Enfin, — et c'est là un trait distinctif qu'il importe d'opposer aux symptômes classiques de l'atrophie musculaire progressive, — les muscles, ceux même qui n'ont pas subi une réduction de volume extrême, présentent une diminution notable, sinon une disparition totale, de la contractilité faradique.

Ces muscles, si profondément atteints dans leur nutrition, peuvent parfois cependant — l'expérience le démontre - récupérer toutes leurs fonctions. Il est rare, néanmoins, que plusieurs des muscles les plus gravement compromis ne restent pas atrophiés à tout jamais.

Il ne faut pas oublier que la bénignité dans le pronostic n'est pas absolue. Dans certains cas, en effet, la maladie, dans sa marche ascendante, peut envahir le bulbe et y déterminer des désordres analogues à ceux que nous avons mentionnés dans la sclérose latérale symétrique et que nous retrouverons dans la paralysie labio-glosso-laryngée proprement dite. En pareille circonstance, les choses changent de face et l'on peut voir, à bref délai, la maladie se terminer par la mort.

Une autre particularité doit vous être connue : dans son évolution lente, qui s'étend parfois sur plusieurs années, la paralysie générale spinale subaiguë est sujette à des amendements illusoires et à des rechutes. Cette irrégularité dans la marche de la maladie mérite de fixer l'attention du médecin et l'oblige à une grande réserve dans ses appréciations.

Je signalerai enfin, comme un rapprochement curieux, qu'il n'est pas rare d'observer, dans la paralysie générale spinale, des troubles gastriques, survenant par crises, analogues à ceux qui ont été décrits, sous le nom de crises gastriques, à propos de l'ataxie locomotrice.

La clinique, d'après ce qui précède, désigne pour ce type une place dans la série des amyotrophies spinales, place intermédiaire entre les formes aiguës et les formes chroniques, mais l'anatomie pathologique n'a pas encore prononcé. Il est on ne peut plus vraisemblable qu'elle ne contredira en rien ce classement. Il convient, toutefois, avant de conclure d'une façon définitive, d'attendre ses décrets.

V.

Je ne m'arrêterai pas, Messieurs, après ce qui précède, à énumérer toutes les autres formes possibles de l'amyotrophie spinale deutéropathique, cela m'entraînerait beaucoup trop loin. Les principes que je me suis efforcé de mettre en relief suffiraient, d'ailleurs, je le pense, à vous guider dans l'interprétation de la plupart des cas de ce genre. Mais je ne puis me dispenser de vous entretenir, au moins sommairement, de certaines amyotrophies qui ne relèvent pas d'une lésion spinale et qui sont susceptibles c ependant, comme celles qui nous ont occupé dans nos dernières leçons, de se généraliser et d'affecter une marche progressive. Parmi les amyotrophies de ce groupe, je citerai seulement, à titre d'exemple, la maladie dite *paralysie pseudo-hypertrophique* et les *amyotrophies saturnines*. Je ne veux pas, tant s'en faut, entrer bien avant dans ce sujet; je me propose uniquement de montrer qu'en matière d'amyotrophie progressive, il faut se garder de céder à l'envie de tout expliquer physiologiquement par la lésion des cornes grises spinales antérieures. Cette lésion a son domaine pathogénique fort vaste déjà, il ne faut pas l'étendre à l'excès si l'on ne veut pas courir le risque de tout compromettre.

La *paralysie pseudo-hypertrophique*, dite encore *myosclérosique*, se rencontre surtout, vous ne l'ignorez pas, chez les jeunes enfants ; quelques observations tendent à établir, toutefois, qu'elle peut se montrer aussi chez l'adulte.

Quoi qu'il en soit, il y a lieu, au point de vue clinique, d'y distinguer deux périodes, reconnues du reste par tous les auteurs. La première ne dure guère plus de quelques mois, un an au plus ; elle est caractérisée par une sorte de parésie des membres inférieurs surtout, due à l'établissement de certains muscles, ceux-ci ne présentant pas encore d'hypertrophie apparente (1) ou se montrant même, parfois, manifestement atrophiés (2). Dans la seconde période, beaucoup plus longue, la parésie tend à se généraliser et de plus les muscles affectés, ceux des mollets principalement, augmentent de volume et s'accusent par un relief souvent énorme.

Des suppositions de tout genre ont été faites relativement à la pathogénie de l'affection dont il s'agit. Dans ces derniers temps, beaucoup d'auteurs se sont montrés enclins

---

(1) Duchenne (de Boulogne). — *Electrisat. localisée*, 3ᵉ édit., p. 605.
(2) Pepper. — *Clinical lectures on a case of progressive muscular sclerosis*. Philadelphia, 1871, p. 14 et 16.

à en chercher le point de départ dans le système nerveux (1) et plus particulièrement dans la moelle épinière. En réalité, c'est là une hypothèse qui, je le pense du moins, ne repose sur aucun fondement solide. Déjà, dans un cas présenté à la *Société de médecine de Berlin*, par MM. Eulenbourg et Cohnheim (2), les résultats de l'autopsie des centres nerveux avaient été négatifs. A la vérité, dans ce cas, la moelle épinière ayant été examinée à l'état frais, ou après un durcissement imparfait, des lésions très-délicates, telles que sont l'atrophie des cellules nerveuses motrices et la sclérose des cornes antérieures de la substance grise, — auraient pu à la rigueur échapper aux investigations (3). Mais le fait que j'ai publié, il y a quelques années dans les *Archives de physiologie*, n'est pas passible des mêmes objections, et il plaide absolument dans le même sens que celui de M. Cohnheim.

---

(1) Cette opinion se trouve formulée, dans une édition déjà ancienne des « *Principles of Human Physiology* » de W. Carpenter. Édition de F. G. Smith ; Philadelphie, 1855, p. 342. Note.

(2) *Verhandlungen der Berliner medicinischen Gesellschafs*. Berlin, 1866. H. 2, p. 191.

(3) Charcot. — *Note sur l'état anatomique des muscles et de la moelle épinière, dans un cas de paralysie pseudo-hypertrophique*. In *Archiv. de physiologie*, 1871-1872, p. 228.

L'observation dont il s'agit est relative à un jeune sujet atteint de *paralysie pseudo-hypertrophique* qui a succombé à l'hôpital Sainte-Eugénie, dans le service de M. Bergeron, à la suite d'une maladie intercurrente. L'histoire de ce petit malade est bien connue : elle a été tracée par M. le Dr Bergeron, dans une communication faite à la Société médicale des hôpitaux, en 1867. (*Bulletins et mémoires de la Société médicale des hôpitaux de Paris*, T. IV, 1re série, année 1867, p. 157). M. Duchenne (de Boulogne) l'a reproduite dans son mémoire sur la paralysie musculaire pseudo-hypertrophique (*Archiv. générales de médecine*, n^{os} de janvier 1868 et suiv., p. 19, ch. XII.) Une bonne photographie en pied, annexée à la communication de M. Bergeron, montre le relief exagéré que présentaient la plupart des masses musculaires chez l'enfant en question, et fait particulièrement comprendre l'attitude caractéristique qu'il affectait dans la station verticale. (Voir aussi les fig. 3, 4 et 9 du mémoire de M. Duchenne). Je ne puis que renvoyer, pour ce qui concerne le côté clinique, aux travaux que je viens de citer. Relativement à l'état de la moelle épinière, nos observations ont porté sur des coupes transversales, colorées par le carmin et préparées avec une grande habileté par M. Pierret. Ces coupes, d'ailleurs, ont été très-multipliées et prises sur les points les plus divers des régions cervicale et dorsale de la moelle. Je dois faire remarquer, ici, que les muscles qui reçoivent leurs nerfs du

D'après ces observations, la paralysie pseudo-hypertrophique doit être considérée comme indépendante de toute

---

renflement cervical étaient, pour la plupart, affectés à un haut degré, et que
les deltoïdes, entre autres, offraient de la façon la plus accentuée les caractères de l'hypertrophie par substitution graisseuse. Si donc, dans ce cas,
les lésions musculaires avaient été liées à des lésions spinales, celles-ci
n'eussent pas manqué de se montrer très-accentuées dans le renflement cervical de la moelle épinière.

Or, le résultat a été absolument négatif ; partout, nous avons trouvé les
faisceaux blancs antéro-latéraux et postérieurs dans un état d'intégrité parfaite ; la substance grise dont nous avons fait l'objet tout spécial de nos investigations ne présentait aucune trace d'altération. Les cornes antérieures
n'étaient ni atrophiées ni déformées. La névroglie y avait sa transparence
accoutumée et les cellules motrices, en nombre normal, n'offraient dans les
diverses parties qui les constituent aucune déviation du type physiologique.
Rappelons que les racines spinales, tant antérieures que postérieures, ont
paru également parfaitement saines.

Après avoir reconnu que les altérations musculaires dans ce cas ne rele-
vaient point de l'altération des cellules nerveuses des cornes antérieures ou
des racines nerveuses, il importait de rechercher si elles ne devaient pas
être rattachées à quelque lésion du grand sympathique ou des nerfs périphériques. Relativement au premier point, je ne puis donner aucun renseignement, le grand sympathique ne figurant pas parmi les pièces que j'ai eues à
ma disposition. Pour ce qui concerne le second point, je dois déclarer, après
avoir examiné avec soin divers fragments provenant des nerfs sciatiques,
médians et radiaux, que ces nerfs m'ont paru offrir, dans toutes leurs parties, les apparences de l'état normal. Nous avons même rencontré, dans
l'épaisseur des muscles affectés, plusieurs filets nerveux qui nous ont sem-
blé également exempts d'altération.

Tout récemment deux observateurs des plus compétents, MM. L. Clarke
et W. Gowers ont présenté, à la Société royale médico-chirurgicale de
Londres, un fait qui, sous le rapport anatomo-pathologique, paraît être en
contradiction formelle avec celui qui précède (*On a case of pseudo-hypertro-
phic muscular paralysis*. In *Medico-chirurgical Transactions*, tome LVII. London, 1874). Mais je ferai remarquer que, dans l'observation des auteurs an-
glais, les lésions spinales trouvées à l'autopsie, et constituées surtout par
des *foyers de désintégration*, n'occupaient que d'une façon tout-à-fait accessoire, pour ainsi dire accidentelle, celle des régions de la moelle (cornes
grises antérieures et faisceaux radiculaires antérieurs) qui seuls ont une influence directe sur la nutrition des muscles, de telle sorte que les lésions
spinales, dans ce cas, me paraissent avoir été, en quelque sorte fortuites ; il
ne me parait pas, tout au moins, qu'elles aient pu être le point de départ des
altérations prononcées du système musculaire.

Une observation publiée il y a 3 ans dans les *Archiv der Heilkunde* (*Bei-
traege zur Kenntniss der atrophia musculorum lipomatosa*, Leipzig, 1871,
p. 120) par M. O. Barth, tendrait, elle aussi, à faire rentrer la *paralysie
pseudo-hypertrophique*, dans le groupe des myopathies spinales. L'autopsie,
en effet, conduite avec le plus grand soin, met hors de doute l'existence de
lésions spinales très-accentuées ; je ne crois pas cependant que ce fait ait,

lésion appréciable de la moelle épinière ; j'ajouterai que,
dans le fait qui m'est personnel, les racines nerveuses,

---

tant s'en faut, la signification qui lui a été prêtée. Il s'agit là d'un homme
âgé de 44 ans environ, chez lequel, en 1867, trois ans avant la terminaison
fatale, se manifestèrent, dans les membres inférieurs, les premiers symptômes de paralysie motrice. La paralysie s'aggrava progressivement et
s'étendit aux membres supérieurs. Deux ans après le début, le malade
était condamné à séjourner au lit, et il était privé de la plupart de ses
mouvements. En même temps que progressait la paralysie des mouvements,
des douleurs plus ou moins vives, et des fourmillements incommodes occupaient les membres ; de plus, les muscles paralysés offraient une atrophie
profonde et devenaient, sur certains points, le siége de contractions fibrillaires très-accusées. En dernier lieu, les mouvements de la parole et ceux de
la déglutition devinrent difficiles.

Pendant le cours des derniers mois, plusieurs des muscles atrophiés, en
particulier les adducteurs du pouce et les muscles des mollets, subirent un
accroissement de volume remarquable, bien que l'impuissance motrice per-
sistât au même degré.

A l'autopsie, les muscles des membres présentèrent pour la plupart, à des
degrés divers, les caractères de la substitution graisseuse.

Les *faisceaux musculaires* offraient les uns, les altérations de l'atrophie
simple, les autres en moins grand nombre, celles de la dégénération granulo-graisseuse. Il restait, d'ailleurs, en plusieurs points, dans l'intervalle
de ces faisceaux, un certain degré d'hyperplasie consécutive. L'examen de
la moelle épinière fournit des résultats intéressants : Les faisceaux latéraux
étaient sclérosés, symétriquement, dans toute leur étendue en hauteur, depuis l'extrémité supérieure du renflement cervical, jusqu'à l'extrémité inférieure de la région lombaire.

Les cornes antérieures de la substance grise étaient manifestement atrophiées ; en outre, un bon nombre de grandes cellules nerveuses motrices,
présentaient une atrophie plus ou moins accusée et même beaucoup d'entre
elles avaient disparu.

On constata enfin qu'une grande quantité de tissu adipeux s'était accu-
mulée sous la peau des membres et à la surface de la plupart des viscères.

Il me paraît tout-à-fait illégitime de rapporter l'observation dont je viens
de rappeler très-brièvement les principaux traits au type classique de la paralysie pseudo-hypertrophique.

L'âge relativement avancé du sujet, l'existence de douleurs vives et de
fourmillements dans les membres, les contractions fibrillaires, l'embarras de
la parole et de la déglutition survenus à une certaine époque de la maladie ;
toutes ces circonstances protesteraient, au besoin, contre une semblable assi-
milation. Elles se rattachent, au contraire, très-naturellement au type morbide, sur lequel j'ai appelé l'attention dans les deux dernières leçons (p. 213
à 242) et dans lequel, — ainsi que cela avait eu lieu dans l'observation de
M. Barth, — la sclérose symétrique des cordons latéraux se combine avec
l'atrophie progressive des cellules nerveuses des cornes antérieures.

Sans doute, les lésions musculaires décrites dans le cas de M. O. Barth, et aussi les nerfs périphériques, se sont montrés comme celle-ci tout-à-fait exempts d'altération. C'est donc dans le muscle lui-même qu'il faut chercher le point de départ des lésions d'où dérivent les symptômes observés pendant la vie.

Voici, concernant les altérations musculaires dans la paralysie pseudo-hypertrophique, quelques détails empruntés à mon travail (*loc. cit.*), et qui ne vous paraîtront pas, sans doute, dénués d'intérêt.

Ce qui frappe tout d'abord dans ceux des muscles où l'on peut étudier très-exactement les premières phases

---

rappellent, à quelques égards, celles qu'on trouve uniformément signalées dans tous les cas de paralysie pseudo-hypertrophique jusqu'ici publiés ; mais cette circonstance ne suffirait pas à elle seule pour justifier un rapprochement nosographique. Je crois devoir, à ce propos, faire une remarque qui pourrait paraître banale, si le fait auquel elle s'applique n'avait pas été méconnu. C'est qu'aucune des lésions musculaires dont il s'agit, n'appartient absolument en propre à la paralysie pseudo-hypertrophique, et ne saurait, par conséquent, suffire à la spécifier. Ainsi l'hypertrophie du tissu conjonctif interstitiel avec atrophie simple des fibres musculaires, peut se retrouver, par exemple, à la suite des lésions traumatiques des nerfs (Mantegazza. *Gazetta lomb.*, p. 181, 1867. — Erb. *Deutsch. Archiv*, t. iv, 1868), et dans quelques cas de paralysie infantile spinale (Volkman, *Samml. klin. Vortraege.* Leipz., 1870.— Charcot et Joffroy. *Archiv. de physiolog.*, t. iii, 1870, p. 134). Quant à la substitution graisseuse avec ou sans accroissement de volume du muscle, elle peut se produire, à titre de complication éventuelle, encore dans la paralysie infantile (Laborde, thèse inaug., 1864. — Prevost. *Soc. de biologie*, 1865, t. xvii, p. 215. — Charcot et Joffroy. *Loc. cit.* — Vulpian. *Arch. de physiol.*, t. iii, 1870, p. 316. — W. Muller. *Beiträge zur pathol. anat. der Ruckenmarks.* Leipzig, 1870. Obs. ii), dans l'atrophie musculaire progressive, dans la paralysie spinale de l'adulte (Duchenne de Boulogne, *loc. cit.*), et dans bien d'autres circonstances qu'il serait trop long d'énumérer. Il est à noter qu'en pareil cas, la substitution graisseuse des muscles paraît se rattacher quelquefois à une *lipomatose généralisée*, qui s'accuse, en particulier, — le cas de M. Barth en offre un exemple, — par l'accumulation de tissu adipeux sous la peau et dans les cavités viscérales. Tout dernièrement, M. W. Muller (*loc. cit.*) a insisté avec raison sur ce point. Mais je me sépare complétement de l'auteur que je viens de citer, lorsque, refusant toute autonomie à la paralysie pseudo-hypertrophique, il avance que tous les faits qui ont été — artificiellement, selon lui, — groupés sous ce nom, pourraient être ramenés par la critique, à l'une quelconque des formes de l'amyotrophie liée à l'atrophie des cellules nerveuses motrices. Rien, à mon sens, n'est moins justifiable que cette opinion, et le cas même, qui fait l'objet principal de la présente note, suffirait à lui seul pour en démontrer l'inanité.

du processus morbide, c'est que les minces lamelles du tissu
conjonctif—dépendant du *perimysium internum* — qui, à
l'état normal, séparent à peine les faisceaux musculaires
primitifs et les laissent presque en contact réciproque, sont
ici remplacées par d'épaisses travées dont le petit diamètre
égale sur certains points celui des faisceaux musculaires,
et même le dépasse (*Fig.* 27). Ces travées, ainsi qu'on peut

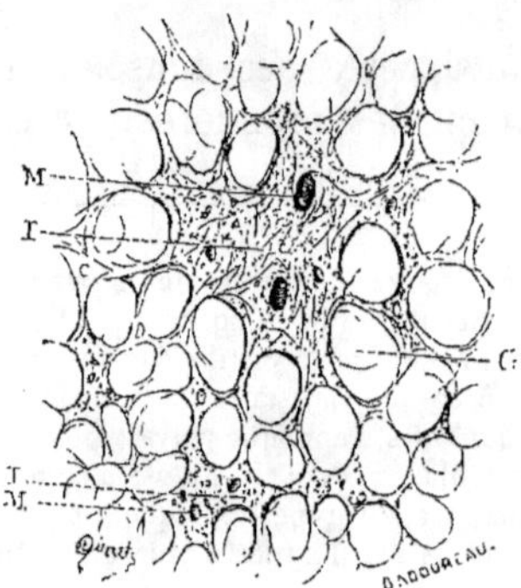

Fig. 27. — *Coupe transversale d'un
muscle dans la paralysie pseudo-hypertrophique.* (Phase intermédiaire
entre la première et la seconde période
du processus).— I, I, Ilots de tissu conjonctif. — M, M, Coupes des faisceaux musculaires. — G, G, Cellules
adipeuses.

s'en convaincre, surtout par l'examen de coupes longitudi-
nales dissociées, sont constituées par du tissu conjonctif
de formation récente, où les fibres lamineuses, dirigées surtout parallèlement au grand axe des faisceaux musculaires,
sont entremêlées souvent avec des cellules embryo-plasti-
ques en assez grand nombre.

L'interposition de cellules adipeuses entre ces fibrilles marque une phase nouvelle du processus (*Fig.* 27, G). Les cellules sont discrètes d'abord, isolées et comme perdues au milieu des faisceaux de fibrilles ; mais leur nombre s'accroit,
sur certains points, dans de telles proportions qu'elles se
substituent aux fibrilles, lesquelles finissent par disparaître
complétement. Cette substitution graisseuse, ébauchée déjà
dans quelques endroits sur les muscles non hypertrophiés,
devient presque générale sur ceux où l'augmentation de
volume est très-prononcée. Dans ce dernier cas, l'examen
microscopique montre la majeure partie de la surface des

coupes occupée par des cellules adipeuses, presque partout
contiguës, tassées les unes contre les autres et que la pression réciproque a rendues polyédriques. Çà et là, au sein
du tissu adipeux, on rencontre, soit des îlots composés de
plusieurs faisceaux musculaires primitifs (de 2 à 8, 10, 12
au plus), enveloppés de toutes parts par les fibrilles con-
jonctives (*Fig.* 27, I), soit des tractus fibrillaires isolés,
sans faisceaux musculaires ; soit enfin, — et ce dernier cas
est le plus rare, — des faisceaux musculaires isolés, dépouillés de leur enveloppe fibrillaire et mis en rapport immédiat avec les cellules du tissu adipeux (*Fig. 28*).

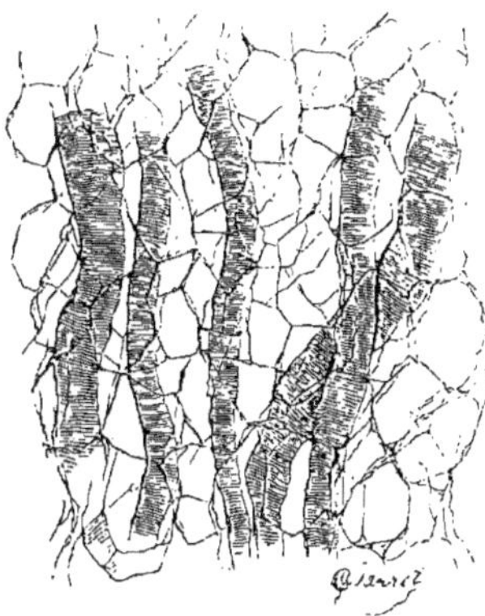

Fig. 28. — *Coupe longitudinale d'un muscle dans la paralysie pseudo-hyper-trophique.* (2ᵉ période du processus morbide.) Cellules adipeuses partout contiguës et que la pression réciproque a rendues polyédriques.—Faisceaux musculaires isolés, dépouillés de leur enveloppe fibrillaire et mis en rapport immédiat avec les cellules du tissu adipeux. — Les faisceaux musculaires, même les plus grêles, ont conservé la striation en travers.

En somme, la substitution graisseuse représente évidemment la phase ultime du processus morbide, et, à mesure
qu'elle progresse, le tissu fibrillaire de formation nouvelle, ainsi que les faisceaux musculaires, tendent à disparaître (1).

____

(1) Suivant Duchenne, de Boulogne (*loc. cit.* p. 603) — et Foster (*The Lancet*, May 8, 1869, p. 630), l'hypertrophie apparente, constatée lors des phases ultimes de la maladie, serait le fait de l'hyperplasie conjonctive. « C'est elle, dit-il, qui produit l'augmentation de volume des muscles, en raison directe de la quantité de tissu connectif et fibroïde interstitiel hyperplasié. » Cette opinion est fondée sur les résultats plusieurs fois obtenus par l'examen de parcelles musculaires extraites, pendant la vie, à l'aide de *l'emporte-pièce histologique* ; mais l'on peut se demander si, dans cette petite opération, les îlots du tissu conjonctif ne sont pas entraînés, de préférence

Pour ce qui est de ces derniers, l'altération qui aboutit à leur complète disparition, s'accuse déjà dès la première période, alors que le tissu conjonctif interstitiel commence à s'hyperplasier, en dehors de toute trace de substitution graisseuse. Elle consiste en une réduction de diamètre plus ou moins prononcée ; beaucoup de faisceaux sont tellement atrophiés qu'il faut user de la plus grande attention pour les distinguer dans l'épaisseur du tissu conjonctif interstitiel, mais la majeure partie d'entre eux, ceux-là mêmes qui ont subi l'atrophie la plus profonde, conservent jusqu'aux dernières limites de l'émaciation la striation en travers la mieux accentuée. Ni la gaîne du sarcolemme, ni les noyaux qu'elle renferme ne présentent d'altération, et, quant à la substance musculaire, on n'y observe aucune trace de la dégénérescence granulo-graisseuse.

Vous ne pouvez manquer d'être frappés de l'analogie qui existe entre l'altération des muscles qui vient d'être décrite et celle qui, lorsqu'il s'agit des viscères, est désignée généralement sous le nom de cirrhose. Or, les lésions de la sclérose musculaire se voient dans des conditions très-variées et elles peuvent, en particulier, se montrer accidentellement, il est vrai, dans diverses formes d'amyotrophie

---

par l'instrument, qui saisirait, au contraire, beaucoup plus difficilemen t entre ses mors les agrégats de cellules adipeuses. Toujours est-il que, dans les cas où il s'est agi de fragments de muscles atteints d'hypertrophie, extraits sur le vivant, par l'incision, ceux-ci ont présenté constamment, à un haut degré, les caractères histologiques de la substitution graisseuse (Griesinger et Billroth, Heller et Zenker, Wernich. Voyez Seidel: *Die atrophia musculorum Lipomatosa*. Iena, 1867). L'impression qui me reste, après l'examen plusieurs fois répété des pièces que j'ai étudiées, c'est que l'hyperplasie du tissu conjonctif et l'atrophie des faisceaux musculaires marchent pour ainsi dire du même pas; celle-ci se montrant d'autant plus générale et d'autant plus prononcée, que celle-là est elle-même plus développée, de telle sorte que la production du tissu conjonctif serait en quelque sorte proportionnelle à l'étendue des vides laissés par l'atrophie ou la disparition des fibres musculaires. Il est possible toutefois que l'hyperplasie conjonctive prenne quelquefois le dessus et produise ainsi un certain degré d'hypertrophie apparente. Mais j'ai peine à comprendre qu'elle puisse expliquer jamais l'accroissement de volume souvent énorme que présentent les masses musculaires à une certaine époque de la maladie, et je suis porté à croire que la substitution du tissu adipeux joue ici le rôle prédominant.

spinale deutéropathique. Seule, la circonstance que l'invasion du tissu adipeux se produit, à une certaine époque de la paralysie pseudo-hypertrophique, d'une manière fatale, au moins dans quelques muscles, me paraît constituer, dans l'espèce, un caractère vraiment distinctif ; si bien que la dénomination de *paralysie myo-sclérosique*, proposée par Duchenne (de Boulogne), ne devrait rigoureusement s'appliquer qu'aux premières périodes de la maladie, tandis que celles d'*atrophia musculorum lipomatosa* (Seidel), de *lipomatosa luxurians* (Heller), assez généralement usitées par les auteurs allemands, conviendraient seulement aux périodes avancées.

VI.

L'histoire de la paralysie pseudo-hypertrophique nous offre, vous le voyez, un exemple de myopathies généralisées, à marche progressive, se développant en dehors de toute influence du système nerveux. Dans les *amyotrophies d'origine saturnine*, au contraire, l'amyotrophie paraît se produire en conséquence d'une lésion des nerfs périphériques. L'existence, en pareille circonstance, d'une altération des nerfs se rendant aux muscles paralysés et atrophiés, a été relevée pour la première fois, si je ne me trompe, par M. Lancereaux (1). Cette même altération a été retrouvée chez une femme de mon service atteinte de paralysie saturnine par M. Gombault, mon interne, qui, de plus, a constaté dans ce même cas, à l'aide de procédés rigoureux d'investigation, l'absence de toute lésion spinale(2). Les résultats, obtenus par M. Gombault, se trouvent confirmés de tous points dans une observation très-intéressante, récemment publiée par M. C. Westphal (3). L'atrophie

---

(1) Lancereaux. — Société de Biologie, t. IV, 3º série, 1862-63, p. 75.
(2) Gombault. — In *Archives de physiologie*, t. V, 1873, p. 592.
(3) C. Westphal. — In *Archiv f. psychiatrie*. IV, Bd. 3º hebl. 1874 et *Progrès Médical*, 1874, p. 553.

musculaire saturnine semble donc faite, d'après cela, sur le même modèle que les *amyotrophies partielles rhumatismales* ou de *cause traumatique*, en ce sens qu'elle paraît dépendre, elle aussi, d'une lésion des nerfs périphériques, et ce rapprochement paraîtra d'autant plus légitime que, dans les deux cas, l'amyotrophie est marquée, vous le savez, par une diminution ou même une abolition plus ou moins rapide de la *contractilité faradique*.

Quoi qu'il en soit, je ne sache pas qu'il existe, quant à présent, en dehors du saturnisme, un exemple bien avéré d'amyotrophie généralisée, relevant d'une altération des nerfs périphériques ; je n'ignore pas que, sous le nom d'*atrophie nerveuse progressive*, on a tracé la description d'une affection que caractériserait une amyotrophie à évolution progressive, provenant d'une lésion de nerfs sans participation de la moelle épinière ; je ne vois aucun motif qui permette de nier *à priori* l'existence d'une telle affection (1). Mais je dois avouer que, pour le moment, ce chapitre de nosographie me fait un peu l'effet d'un cadre sans tableau. Il n'existe pas en réalité, à ma connaissance du moins, une seule observation publiée dans laquelle on ait démontré anatomiquement cette névrite ou cette atrophie nerveuse progressive d'où dériverait la forme d'amyotrophie dont il s'agit. L'observation, si intéressante d'ailleurs de M. Duménil, invoquée à ce propos, n'a pas le caractère qu'on lui a prêté. Dans ce cas, en effet, — en plus de l'altération des nerfs périphériques — il existait dans la moelle épinière des altérations très-profondes de la substance grise centrale et en particulier des cellules nerveuses motrices, et, par conséquent, on est en droit de se demander si la lésion spinale n'a pas été la première en date.

Des remarques du même genre peuvent s'appliquer aux faits publiés par plusieurs auteurs, et dans lesquels l'amyotrophie progressive est présentée comme la conséquence

---

(1) M. Joffroy et M. Pierret m'ont dernièrement communiqué chacun un cas où une amyotrophie généralisée, assez mal caractérisée d'ailleurs cliniquement, semblait devoir être rattachée à une lésion des nerfs périphériques. La moelle épinière était tout-à-fait saine dans ces deux cas.

d'une altération du grand sympathique. Il n'est pas douteux que des lésions du grand sympathique, aussi bien des *rami communicantes* que des *ganglions*, ont été plusieurs fois observées dans l'atrophie musculaire progressive ; mais je ne sache pas que, dans aucun de ces cas, la non-existence d'une lésion des cellules nerveuses des cornes antérieures ait jamais été régulièrement établie. D'un autre côté, il est constant que fort souvent les lésions du grand sympathique font absolument défaut dans les formes les plus variées de l'amyotrophie progressive spinale. C'est ce dont témoignent entr'autres, péremptoirement, les observations recueillies à la Salpétrière par M. le docteur Lubimoff (de Moscou), et publiées dans les *Archives de Physiologie* (1874).

VII.

Ici se terminera, Messieurs, l'exposé des considérations que j'ai voulu vous présenter, concernant les amyotrophies spinales. Chemin faisant, vous avez pu vous convaincre, si je ne m'abuse, que l'histoire de ces affections s'est éclairée d'un jour nouveau, en présence des résultats fournis par les études récentes, relatives à l'anatomie pathologique topographique de la moelle épinière.

Ces études, vous ne l'avez pas oublié, ont eu pour caractère particulier de faire marcher, si l'on peut ainsi dire, du même pas, dans une étroite connexion, la clinique et l'anatomie pathologique. Il me paraît opportun de vous montrer dans un bref aperçu, puisque l'occasion s'en présente, les principales acquisitions qui leur sont dues.

D'une façon générale, elles tendent à établir que la moelle épinière est composée d'un certain nombre de régions, répondant, en quelque sorte, à autant d'organes doués de fonctions spéciales. La lésion spontanée, isolée, générale ou partielle de chacun de ces organes s'accuse et se révèle durant la vie, par autant de composés symptomatiques particuliers, susceptibles d'être rattachés aujourd'hui par le diagnostic à leur origine organique. Ainsi se trouvent constitué, dans la pathologie spinale, un certain nombre d'affections élémentaires dont la combinaison produit les formes complexes, celles-ci pouvant être, à leur tour, à l'aide de l'analyse clinique, décomposées en leurs éléments constitutifs.

L'expérimentation avait déjà, depuis longtemps, tracé la voie et déterminé même un certain nombre de ces régions fondamentales auxquelles je faisais allusion tout-à-l'heure. Mais elle n'avait pas, tant s'en faut, pénétré aussi avant que l'a fait la pathologie avec le concours des moyens puissants d'investigation anatomique dont nous disposons aujourd'hui.

Je place sous vos yeux une sorte de plan topographique où se trouvent indiquées par des teintes diverses les régions de la moelle épinière, jusqu'ici explorées par le pathologiste. Les *terres inconnues* sont laissées en blanc : leur champ, vous le voyez, est encore grand ; mais il tend à se rétrécir de jour en jour. Ce n'est pas là, tant s'en faut, une *carte* complète, comparable, même de loin, à nos cartes géographiques modernes si perfectionnées ; c'est toutefois un essai supérieur peut-être, à quelques égards, aux tentatives d'un Strabon ou d'un Pomponius Mela.

Vous voyez les anciens *faisceaux postérieurs* décompo_ sés en deux régions bien distinctes : 1° Les *faisceaux de Goll* (*Fig. 29*, E), dont la lésion isolée a été déjà plusieurs fois constatée et répond à un ensemble symptomatique qui ne tardera pas sans doute à être nettement déterminé et à prendre rang dans la clinique usuelle ; 2° *les zones radiculaires postérieures* (*Fig. 29*, B, B), substratum anatomique de l'ataxie locomotrice progressive.

Les *faisceaux antéro-latéraux* des auteurs doivent à leur tour être décomposés en trois régions : 1° Les *faisceaux latéraux proprement dits*, A, A ; ils se montrent affectés systématiquement dans toute leur étendue des deux côtés de la moelle, dans le cas de *sclérose latérale symétrique* et, partiellement, d'un seul côté de la moelle, dans la *sclérose descendante* consécutive aux lésions cérébrales ou spinales en foyer ; 2° les *faisceaux de Türck*, A' ; —

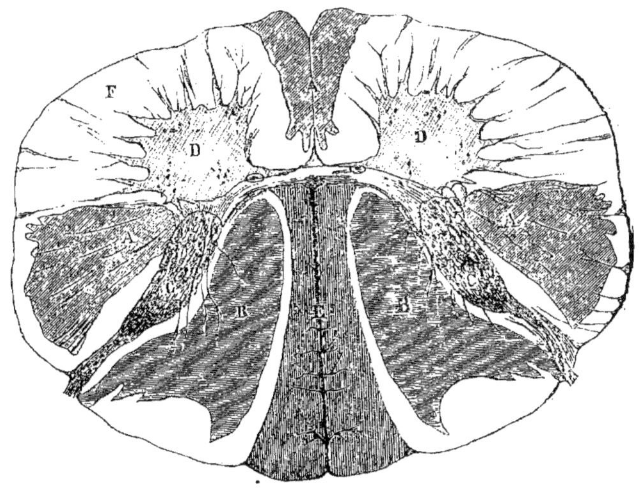

Fig. 29. — A, A, cordons latéraux ; — A' faisceaux de Türck. — B, B, zones radiculaires postérieures. — C, C, cornes postérieures. — D, D, cornes antérieures. — F, zone radiculaire antérieure. — E, cordons de Goll.

leur pathologie se confond presque toujours avec cêlle des faisceaux latéraux ; 3° les *zones radiculaires antérieures*, F : elles ont été laissées en blanc. Quelques observations établissent cependant qu'elles peuvent être lésées isolément (*Fig. 50*, A). L'altération s'est traduite, dans ces cas, ainsi qu'on eut pu le prévoir, par une paralysie avec amyotrophie dans le membre correspondant à la région lésée de la moelle épinière.

Pour ce qui est de la substance grise, on connaît mal les effets d'une lésion isolée des *commissures*, et en ce qui concerne les *cornes postérieures* (*Fig. 29*, C), on sait seulement que, lorsqu'elles sont le siége d'une altération profonde, il se produit une anesthésie cutanée plus ou moins prononcée dans les parties du corps situées du même côté que la lésion spinale. Nos connaissances sont plus avancées relativement au rôle pathologique des *cornes grises antérieures*. Il est, en effet, bien établi aujourd'hui qu'elles peuvent être lésées isolément, primitivement, ou, au contraire, d'une façon se-

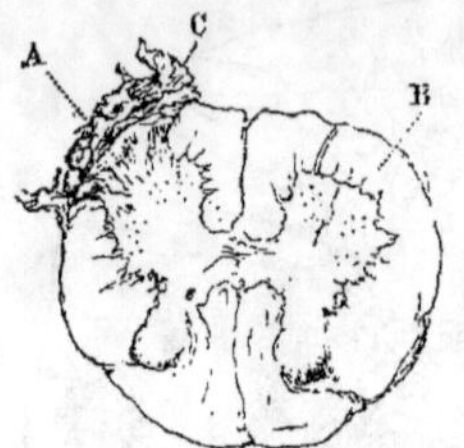

Fig. 50. — Coupe transversale de la région lombaire de la moelle provenant d'un sujet chez lequel les muscles du membre inférieur gauche étaient paralysés et atrophiés. A, La zone radiculaire du côté gauche en partie sclérosée. B, Zone radiculaire droite saine. — C, les méninges à ce niveau sont épaissies et enflammées. La corne antérieure correspondante, au contraire, est exempte d'altération. (Cas communiqué par M. Pierret).

condaire et l'on sait que dans les deux cas, si l'altération porte sur les *grandes cellules motrices,* il s'en suit forcément la production d'une amyotrophie. Celle-ci se développe rapidement, si la lésion spinale évolue suivant le mode aigu (*paralysie spinale infantile*) ou au contraire d'une façon lente et progressive (*amyotrophie spinale protopathique, — sclérose latérale amyotrophique,* etc.), si elle évolue suivant le mode chronique. Les cornes grises antérieures (*cellules nerveuses motrices*) et les zones radiculaires antérieures (*trajet intra-spinal des racines antérieures*) paraissent être les seules régions de la moelle épinière qui intéressent directement la nutrition des muscles.

Tel est l'état des choses, quant à présent; je ne sais si je me fais illusion, mais il me semble que les résultats acquis, tout imparfaits qu'ils soient encore, permettent déjà de pressentir, pour la pathologie spinale, un brillant avenir.

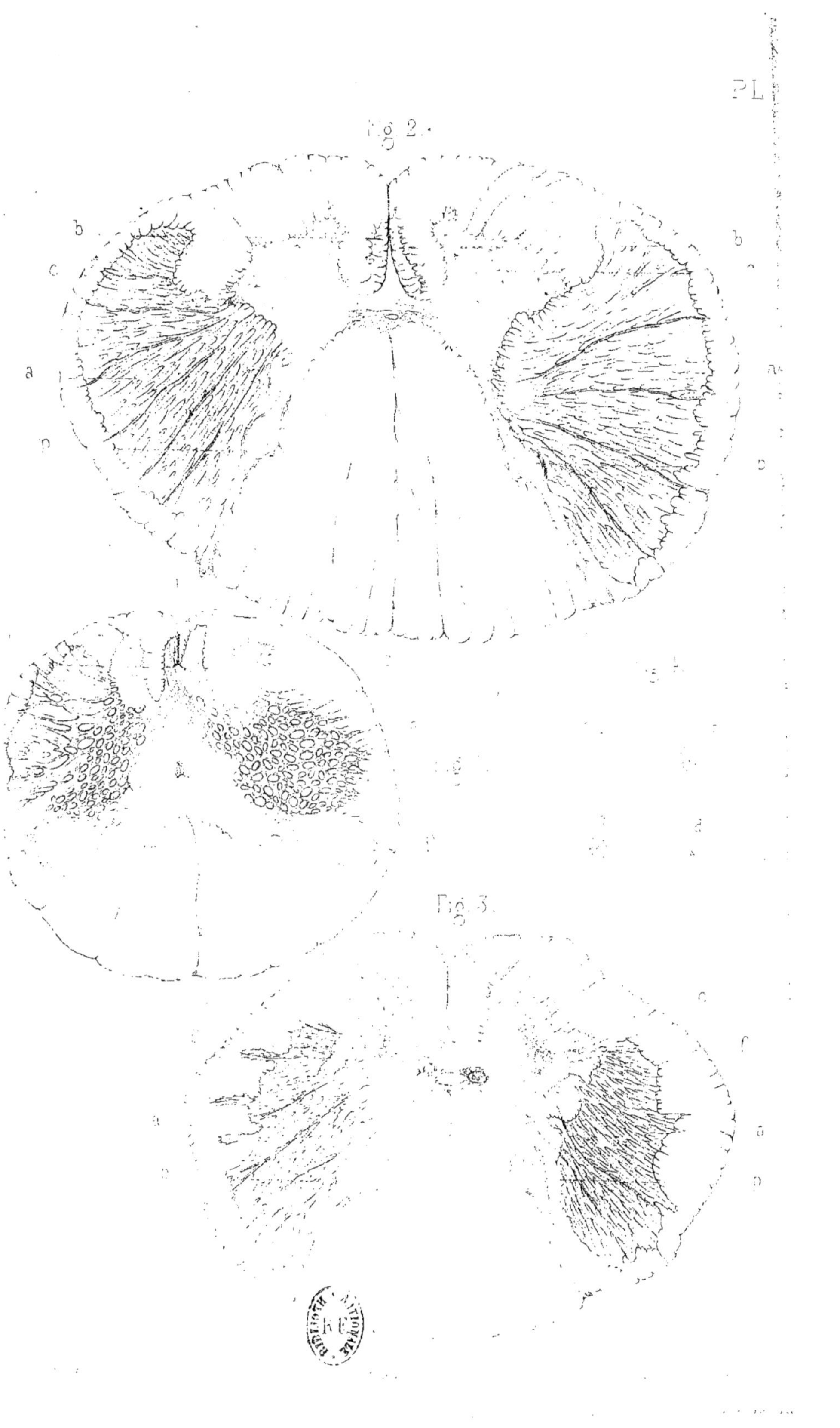
PL
Fig 2.
Fig 3.

Fig. 1.

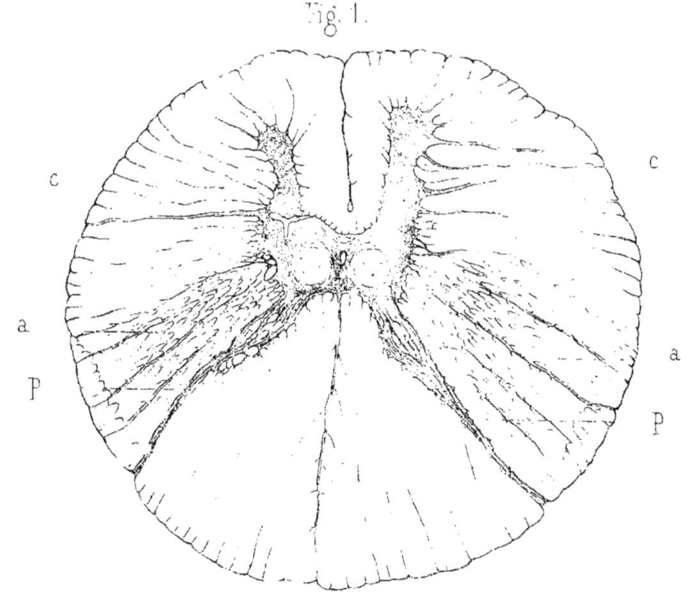

Fig. 2.

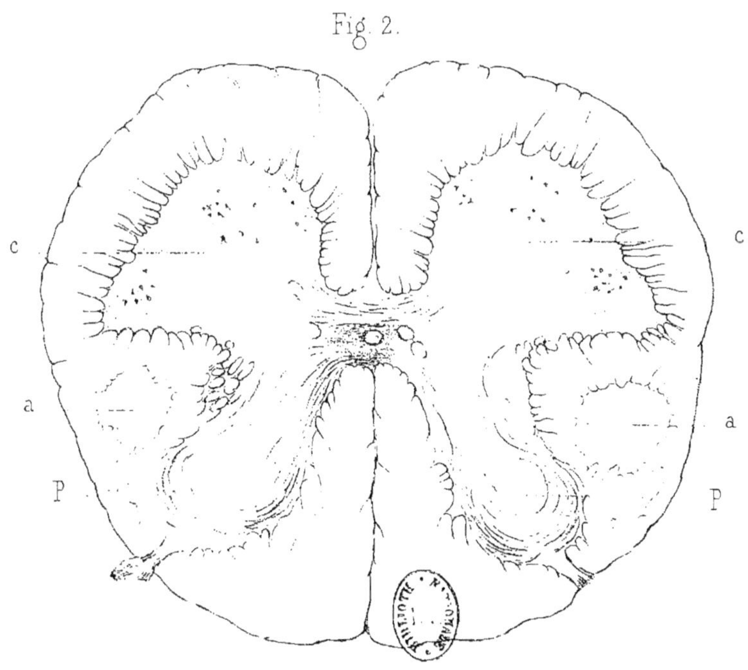

Combau. del.   Imp. Becquet   Lackerbauer (Karmanski lith.)